歯科衛生士のための

看護学大意 第4版

全国私立歯科大学・歯学部附属病院看護部長会 編

医歯薬出版株式会社

第4版の序文

2022年9月の内閣府「令和4年版高齢社会白書」によると，日本の総人口は令和3年10月1日時点で1億2,550万人となりました．このうち65歳以上人口は3,621万人で，総人口に占める割合は28.9％となります．さらに65歳以上人口のうち75歳以上の後期高齢者の方が65～74歳人口を上回っています．100歳以上の人口も9万人を超え，世界一の長寿国を維持していますが，寝たきり期間と高齢者数も世界一を示しています．国は平均寿命と健康寿命の差を縮めるため，さまざまな国策を掲げました．そのなかで，多くの学会主体の臨床研究の成果によって口腔機能低下症の改善が健康寿命の延伸に寄与し，フレイル防止に役立つことが検証されました．国は健康寿命の延伸に向け強く歯科界への貢献を求めています．特に口腔健康管理のなかで口腔衛生管理・口腔ケアにおける歯科衛生士への期待はさらに高くなっているといえます．この時代の潮流に乗るためにも本書の改訂が必要となりました．

さて，本書は1986年の初版から40年近くが経過しようとしています．歯科衛生士の成書として愛知学院大学名誉教授・榊原悠紀田郎先生と全国私立歯科大学病院総看護婦長会のもと企画・発行されました．その後，1999年に東京歯科大学名誉教授・野間弘康先生によって改訂されました．2005年に指定規則が改訂され歯科衛生士の教育修業年限が3年制に移行し，日本歯科医学会主導のもと業務の見直しがなされ，2011年には歯科口腔保健法が施行となり，全身における口腔管理と予防の重要性が強調され，周術期における口腔ケアの算定が新規に加わったのを受けて2012年に第3版出版の経緯があります．そして10年が経過し，病院におけるチーム医療等も推進されつつあり，各領域における患者さんとのかかわりのなかで看護師と歯科衛生士が協働する場面も増え，それに伴い歯科衛生士が基礎知識として押さえておくべき看護師の業務内容はさらに多くなっているといえます．本改訂版では，従来の構成に則って進めていますが，データ等は一新し，写真・図表を多く用い，視覚に訴えるページになるよう留意しました．

コンテンツでは，まず病院における歯科衛生士の役割はどのようなものかについて述べ，ついで看護の概念，歯科衛生士に必要な基本的な看護技術や看護実務について時代に即して具体的に解説しました．そして地域医療活動における歯科衛生士の役割，求められる理想像についても言及しています．付章として関連する主要な法律も巻末に掲載しています．なお本書の執筆は，1章を筆者，2章を長谷川淳子，3章を福井和枝，4章を古川真代，5章を小西悦子が，それぞれ担当しました．新しい歯科衛生士業務が求められている今，本書が皆さまの指標として有用されることを願っています．

2022年11月

柴原　孝彦

第3版の序文

本書は，1986年に病院勤務する歯科衛生士のための成書として愛知学院大学名誉教授・榊原悠紀田郎先生と全国私立歯科大学病院総看護婦長会のご指導のもと企画・発行されました．その後，高齢社会の到来や疾病構造の変化，歯科衛生士と看護師が協働する場所の広がりなどを背景に1999年に東京歯科大学名誉教授・野間弘康先生によって改訂されました．

さらに10年，社会情勢はさらに大きく変化し，看護師や歯科衛生士をとりまく背景も，法や制度を含めだいぶ変わってきています．2005年に指定規則が改訂され歯科衛生士の教育修業年限が3年制に移行しました．これを受け日本歯科医学会主導のもと業務の見直しが今も進められています．2011年には歯科口腔保健法が制定され全身における口腔管理と予防の重要性が強調されました．そして，2012年には周術期における口腔ケアの算定が新規に加わり，歯科衛生士業務の必要性と拡大が求められています．

病院におけるチーム医療なども推進されつつあり，各領域における患者さんとのかかわりのなかで看護師と歯科衛生士が協働する場面も増え，それに伴い，歯科衛生士が基礎知識として押さえておくべき看護師の業務内容はさらに多くなっていると言えます．

以上のことから，本書の内容の見直しの必要性が看過できない状態となってきました．本改訂版では，従来の構成に則って進めていますが，データ等は一新し，写真・図表を多く用い，視覚に訴えるページになるよう留意しました．

コンテンツでは，まず病院における歯科衛生士の役割はどのようなものかについて述べ，ついで看護の概念，歯科衛生士に必要な基本的な看護技術や看護実務について，時代に即して具体的に解説し，最後に地域医療活動における歯科衛生士の役割，求められる理想像についても言及しました．また，付章として，関連する主要な法律を巻末に掲載しています．キーワードや補足が必要な内容についてはコラムを必要に応じて作成し，索引も充実させましたのでご活用ください．なお本書の執筆は，1章を柴原，2章を飯田，3章を福井，4章を神，5章を松尾が，それぞれ担当しました．

新しい歯科衛生士業務が求められている今，本書が皆さまの座右の書として有用されることを願っています．

2012年3月

柴原　孝彦

第2版の序文

高齢社会を迎えようとしている今日，歯や口腔の疾患以外に内科疾患をもつ患者や，診療に際して特別な介護を必要とする患者が歯科を受診する割合が増加している．このような疾患構造の変化に対応するために，病院の歯科・口腔外科ばかりでなく一般の歯科診療所においても，寝たきり高齢者の訪問診療など，歯科診療の内容に大きな変革が求められている．これまでの歯科診療は口腔全体を視野に入れて，いわゆる“一口腔単位”でバランスのとれた診療を行うことを目標としてきた．しかしこれからは，全身疾患をもった患者の歯科診療を行う機会が増えるので，さらに患者の全身状態をも考慮して“一個体単位”で行うものへと歯科医師の視野を拡大する必要がある．

歯科医師のパートナーである歯科衛生士に対しても，歯科予防処置，歯科診療補助，歯科保健指導だけではなく，患者の精神面をも含めて全身状態にも目を向けることが求められるようになってきた．

これからは，歯科衛生士が，病院の歯科・口腔外科に勤務したり，保健所や市町村などの地域保健活動に従事したり，また一般の歯科診療所に勤務していても地域医療の場で活動する場合には，看護婦と共同作業を行う機会が増えてくる．

看護婦は，医師のパートナーとして種々の全身疾患をもつ患者の看護業務を行ってきた長い歴史があり，そのなかで，人の死を看取ったり誕生に立ち会ったりといった重要な役割を果たしてきた．今後は，歯科衛生士も看護婦との共同作業を円滑に行うために，看護学のなかの重要な部分を学んでおくことが必要である．

歯科衛生士養成施設の教員を対象としたアンケート調査においても，21世紀に生じる社会的ニーズに応えるために，歯科衛生士の教育に看護および介護に関する教育を取り入れる必要性が強調されている．

本書の初版は，幸いにして多くの歯科衛生士学校・養成所で使われ，歯科衛生士が最小限知っておきたい看護の知識を習得するのに一定の役割を果たしてきた．しかしながら発行後12年の月日もたち，（歯科）医療や歯科衛生士を取り巻く環境も変化してきたことなどから全体的な見直しを行い，改訂版を発行することになった．

そのようなことから本書では，まず病院における歯科衛生士の役割はどのようなものかについて述べ，ついで看護の概念，歯科衛生士にも必要な基本的な看護技術や看護実務についてわかりやすく具体的に解説し，最後に，地域医療活動における歯科衛生士の役割についても言及した．また，付章として，関連する主要な法律を巻末に掲載した．

21世紀の歯科医療の一翼を担う歯科衛生士にとって，本書がおおいに役立つことを心から願っている．なお本書の執筆は，1章を野間．2章を林，3章のⅠ～Ⅳ・Ⅵを許斐，Ⅴを幸崎，4章のⅠ・Ⅲを幸崎，Ⅱを許斐，5章を堀が，それぞれ担当した．

おわりに，本書の初版を中心になって企画・編集された，愛知学院大学名誉教授　榊原悠紀田郎先生に，本改訂版においても大変お世話になった．深く感謝申しあげます．

1998年12月

野間　弘康

第1版の序文

歯科衛生士が実際に現場で看護婦とともに仕事する機会はあまり多くはない．

およその概念としては看護婦のことはもちろん知っているし，歯科衛生士教育の中でも看護学大意というような科目名で教えられているところも多い．

現実には，病院に就職して仕事をする歯科衛生士もかなりある．しかしながら，病院は，歯科診療所といろいろな面で異なるため，とまどうことが多い．これは歯科衛生士の側ももちろんであるが大部分の看護婦のほうでも同様である．

そんなとき看護婦として，どんなことを歯科衛生士にわかってもらえればよいか，また歯科衛生士はどんなことがわかればよいかについての手びきになるものがいるのではないかということが，全国私立歯科大学病院総看護婦長会で検討されていた．そして，歯科衛生士が最小限知っておきたい看護の知識として，一つの看護学大意のようなものを編集することになった．

ガイドブックとしては少し重たいものになったが，基礎看護のテキストを読むよりずっと抽き出された内容になっており，病院に就職する歯科衛生士にとって看護ということを知る上でも大変役立つと思う．

歯科衛生士と看護婦とを比べて，よくその職業意識のちがいなどがいわれることがあるが，最も大きなことは看護という仕事の中に，“人の死をみとる”という場面があることからくるちがいではないかと思う．臨死患者にめぐりあうことは看護婦としてもそんなに多くはないとしても，それについての心構えはふだんからもっていなければならない．

それが本当は看護婦の職業観の根源の一つになっていると思う．

基礎看護のところの一番はじめにバイタルサインのことがかかれているのはこのためである．

そしてそれをベースとして，患者の安全と安楽とが述べられていることも，看護というものを理解する上で大切なことと思う．

歯科衛生士は看護婦と同様に，広い意味での医療の専門職であり，多くの患者と接し，しかも職業婦人としての共通点も多い．その意味では，看護から学ぶことは少なくないと思われる．

そんな角度でこの本をみてもらうと歯科衛生士にとって大変有力な糧となるのではなかろうか．

それをねがっている．

1986年8月10日

榊原　悠紀田郎

目 次

1 病院における歯科衛生士の役割 （柴原孝彦） ／1

2 看護の概念 （長谷川淳子） ／17

3 歯科衛生士が知っておくべき看護技術 （福井和枝） ／24

4 歯科衛生士に必要な看護実務 (古川真代) ／65

5 地域医療活動における歯科衛生士の役割（小西悦子）／99

付 関係法令／115

1 病院における歯科衛生士の役割

本章の要点

①わが国および世界における人口動態と社会情勢の変化を理解する.
②長寿国（わが国）では一般に平均寿命と健康寿命の開きが長くなる.
③高齢化に伴う疾病構造の変化を理解する.
④歯科衛生士を守る法律の存在を知る.
⑤歯科衛生士業務の3つの柱を確認する.
⑥病院で就業する場合は，その機構とさまざまな職種の役割を理解する.
⑦病院で就業するには，各部門の人たちとのチームプレーが求められる.
⑧病院での就業歯科衛生士の役割は，外来・病棟に応じたものがある.

わが国の少子化と対照的に，世界人口は増え続け78億人に達した（2021年）．国連推計では2050年に96億，今世紀末までに100億を超えるという．1999年には60億人を記録していたので，60億から78億に22年を要したことになる．

わが国の人口速報集計（2020年国勢調査）によれば，人口は1億2,614万．2015年と比べると，人口は94万9千人の減少（2015年から0.7％減，年平均0.15％減）となる．総人口を男女別にみると，男性が6,135万人，女性が6,479万7千人．女性が男性より344万7千人多く，人口性比は94.7となる．

2020年のWHO保健レポートでは，平均寿命と健康寿命（日常的に介護を必要としないで自立した生活ができる生存期間）ともに世界第1位であると報告されている．一般に，長寿国では平均寿命と健康寿命の開きが大きく，わが国でも最晩年に寝たきり等になる期間が問題となっている．男性では約9年，女性では約12年の差がある．国民一人ひとりの生活の質を維持し，社会保障制度を持続可能なものとするためには，平均寿命を上回る健康寿命の延伸を実現することが必要である．

国民がこうした心配を解消し健康で長生きするためには，安心して暮らせる高齢者に対する福祉（特に介護）の充実が，社会における最重要課題である．

この現象に応じて，歯科医療の役割も見直されている．歯科診療に際しては，口腔病変の診断と治療のみならず，全身疾患の評価や全身管理に対する理解をも包含するようになっている．すなわち，最後まで生きる喜びを与える歯科治療の実践が求められている．2011年には歯科口腔保健法も制定され，このなかで国民保健の向上に寄与するため歯科疾患の予防等による口腔健康の推進に関する施策が強調された．

さらに2012年4月からの歯科診療報酬では，周術期における口腔機能の管理等，チー

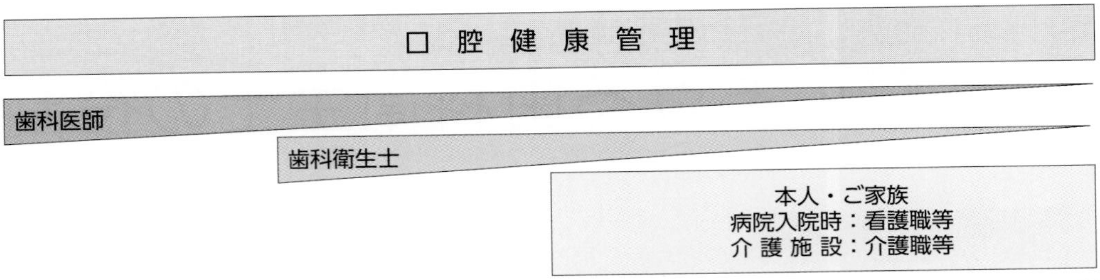

口腔健康管理

歯科医師

歯科衛生士

本人・ご家族
病院入院時：看護職等
介護施設：介護職等

口腔機能管理	口腔衛生管理	口腔ケア	
		口腔清潔等	食事への準備等
齲蝕処置 感染根管処置 歯周病関連処置 抜歯 ブリッジや義歯等の処置 ブリッジや義歯等の調整 摂食機能療法　等	バイオフィルム除去 歯間部清掃 口腔内洗浄 舌苔除去 歯石除去　等	口腔清拭 歯ブラシの保管 義歯の清掃・着脱・保管 歯磨き　等	嚥下体操指導 (ゴックン体操) 唾液腺マッサージ 舌・口唇・頬粘膜 ストレッチ訓練 姿勢調整 食事介助　等

図1-1　口腔健康管理の種類と役割

ム医療の推進が新たに組み込まれた．そして条文に「自治体が地域包括ケアシステム推進の義務を担う」と明記され，システムの構築が義務化された．2015年には地域包括ケアシステム（高齢者の支援を目的とした総合的なサービスを地域で提供する仕組み）が立ち上がり，在宅医療と介護の連携推進，地域ケア会議の推進が提唱された．

戦後のベビーブームで生まれた世代，いわゆる「団塊の世代」が75歳以上を迎える2025年をめどに，厚生労働省は住まい・生活支援・介護・医療・予防が一体となった地域包括ケアシステムの構築を目指している．その結果，より一層の歯科医療の役割が期待されている．

以上のことから，歯科衛生士業務の三本柱〔(歯科）予防処置，歯科診療の補助，歯科保健指導〕の範囲についても議論があり，拡大を求める意見があがっている．歯科衛生士には，口腔ケアと口腔衛生管理によってさまざまな医科疾患をコントロールできた事例を踏まえ，患者の全身状態にまで目を向けることが要求されるようになってきた．とくに病院に勤務する場合，保健所や市町村で地域保健活動に従事する場合，また，地域医療活動に参加する場合等には，必須の条件である（図1-1）．

I　歯科衛生士の活動の場

歯科衛生士が活動する場所は大きく分けて，①医科歯科開業医等の歯科診療所，②病院，③保健所や市町村保健センター，④介護保険施設，⑤その他（学校，歯科衛生士養成施設，事業所等）がある．厚生労働省から2020年末の就業歯科衛生士数が発表された．

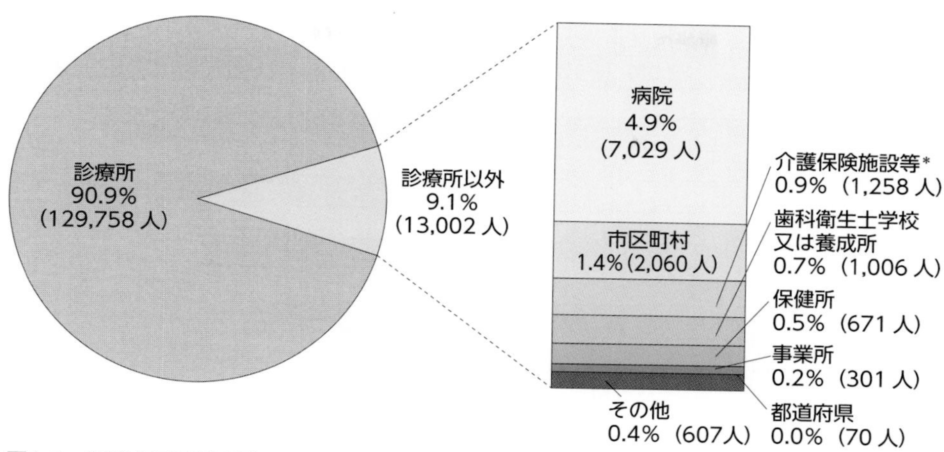

図1-2　**就業場所別歯科衛生士数**

*「介護保険施設等」とは，「介護老人保健施設」，「介護医療院」，「指定介護老人福祉施設」，「居宅介護支援事業所」等をいう．

(厚生労働省「令和2年衛生行政報告例」をもとに作成)

毎年約8,000人の歯科衛生士が世のなかに送り出され，全国の歯科衛生士数は142,760人で前回（2018年末）に比べ，10,131人（7.6%）増加している．

就業場所別にみると，「診療所」が129,758人（構成割合90.9%）と最も多く，「診療所以外」は13,002人（9.1%）で，そのうち「病院」が7,029人（4.9%），次いで「市区町村」が2,060人（1.4%）であった．前回との比較では，「診療所」に就業する歯科衛生士数が0.4%増加しており，「市区町村」が0.2%減少，「病院」，「介護保険施設等」が0.1%減少した．

2020年の就業歯科衛生士数を年齢階級別にみると，前回と比較して「30～34歳」が1.7%減少し，「50歳以上」が2.3%増加している．過去10年間の推移では，2014年から減少していた「25～29歳」の割合がやや増加し，増加していた「30～34歳」の割合が減少した．これは結婚や出産年齢の上昇による影響が大きいと思われる．「50歳以上」では，2016年から全年齢階級で最も高い割合となっており，これは働き方が多様化し，歯科衛生士が年齢や経験を重ねて自分のライフスタイルに合わせた就業先や形態を選択できるようになったこと，全国での復職支援，離職防止の取り組みの効果ではないかと思われる（図1-2，3）．

II　診療所

診療所や病院等，医療施設のことを定めているのは「医療法」であるが，その第一条5項に，“「診療所」とは，医師又は歯科医師が，公衆又は特定多数人のため医業又は歯科医業を行う場所であって，患者を入院させるための施設を有しないもの又は19人以下

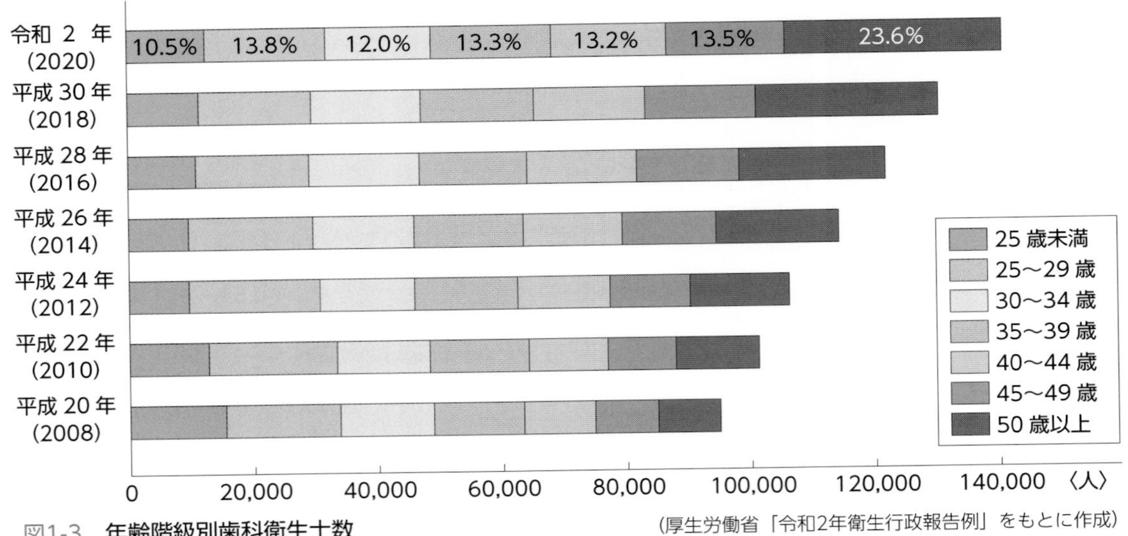

図1-3　**年齢階級別歯科衛生士数**　(厚生労働省「令和2年衛生行政報告例」をもとに作成)

の患者を入院させるための施設を有するものをいう”とある．

ここで公衆とは初診患者のことで，特定多数人とは再来患者のことである．なお，診療所は，患者の収容施設，すなわち入院施設をもたない無床診療所と，19床までの入院施設をもつ有床診療所とに分けられている．

1 歯科診療所

歯科診療所は全国に6万7,804あり（2020年），ここでの歯科衛生士の役割は，（歯科）予防処置，歯科診療の補助，歯科保健指導の3つが主な業務である．

歯科衛生士の教育年限が3年以上になったことから，歯科衛生士業務の拡充を図ろうとする取組みが2006年頃から始まった．歯科衛生士法第二条1項にある「歯科医師による指導のもとに」は，予防処置にしかかかっておらず，2項の診療の補助については「保健師助産師看護師法の介助」となっており，歯科の傷病に関しては，看護師と全く同等の業務が規定されていることが明らかとなった．日本歯科医学会は，各専門分科会に対して，その領域における絶対的医行為の見解を求めたが，同じ行為でも学会によって解釈がかなり異なっているのが実情である．

歯科診療所では，歯科医師，歯科技工士，歯科助手等，以外の他職種の人との連携プレーはそれほど要求されない．しかしながら最近では，障害者や寝たきり高齢者の訪問診療等の地域歯科医療活動が活発になってきており，歯科診療所に勤務する歯科衛生士でも，看護師や地方行政の職員との連携プレーが要求されるようになってきた．

また，口腔外科を中心とした歯科診療を行う有床歯科診療所（ベッドがあって入院治療ができるようになっている）は，全国で21施設あり（2020年），看護師や臨床検査技師，放射線技師等も勤務しているので，そこで働く歯科衛生士は，一般病院に勤務する場合と同様に他職種との連携が必要である．

2 医科診療所

全国には約10万の一般医科診療所があり，そのうち6,303（約6%）が有床診療所で，そのうち約1,700施設（1.7%）には歯科（歯科口腔外科は226）が併設されている（2020年）．ここで行われている歯科医療は一般歯科診療所とほぼ同様であるが，歯科・口腔外科を標榜している施設での歯科衛生士の業務内容は，歯科の有床診療所とほぼ同じである．

口腔ケアを行うことによって，糖尿病や肺炎等の医科疾患を予防，コントロールできるとする疫学的な研究が国内外から報告されており，その結果，診療所に歯科衛生士を置いて医科疾患に対応した口腔ケアを実施しているケースが出てきた．歯科衛生士法第十三条2項の規定により，歯科衛生士の診療補助業務は，主治の歯科医師の指示によって行われる．医科では，医師の指示のもとで診療の補助として口腔ケア等の業務を行うという制度を考えており，看護師または准看護師が担当している場合が多い．

III 病院

医療法には，“「病院」とは，医師又は歯科医師が，公衆又は特定多数人のため医業又は歯科医業を行う場所であって，20人以上の患者を入院させるための施設を有するものをいう．病院は，傷病者が，科学的でかつ適正な診療を受けることができる便宜を与えることを主たる目的として組織され，かつ，運営されるものでなければならない．”とある（第一条5項）．

つまり，病院とは単にベッド数が20床以上あるということだけではなくて，傷病者が科学的かつ適正な医療を受けられるように人員配置や設備について細かく規定されている施設である．そのなかで歯科標榜を認める病院は，「令和2（2020）年医療施設（静態・動態）調査・病院報告／厚生労働省」によれば，全国8,238病院中（前年に比べ62施設減少）「歯科」が1,100施設（15.2%）で多く，次いで「歯科口腔外科」が1,000施設（13.9%）を示していた．

病院に勤務する歯科衛生士は，以降の章で詳しく述べるように，病院組織内でのチームプレーが求められる．

1 病院の種類

1）一般病院

病床20床以上を有するもので，全国で約7,200施設ある（2020年）．このなかには，主として長期にわたり療養を必要とする患者を収容する「療養型病床群」や「老人保健施設」も含まれている.

2) 地域医療支援病院

病床200以上（その他，集中治療室，病理等の検査施設，病理解剖室，研究室，図書室等）を有するもので，全国で619施設ある（2020年）．地域の病院，診療所等を後方支援するという形で医療機関の機能の役割分担と連携を目的に創設された．都道府県知事によって承認され，特定機能病院とは性質が異なっている．二次医療圏あたり1つ以上存在することが望ましいとされている．要件は医療法第四条（具体的には医療法と厚生労働省令）に記されている.

〈地域医療支援病院の要件〉

(1) 紹介患者に対し，医療を提供する体制が整備されていること

- 紹介率80％以上（紹介率が65％以上であって，承認後2年間で80％達成することが見込まれる場合を含む）
- 紹介率が65％を上回り，かつ逆紹介率が40％を上回ること
- 紹介率が50％を上回り，かつ逆紹介率が70％を上回ること

紹介率＝[(紹介患者数/初診患者数（※)]×100

逆紹介率＝(逆紹介患者数/初診患者数)×100

（※）初診患者のうち，地方公共団体又は医療機関に所属する救急自動車により搬入された患者，救急医療事業において休日又は夜間に受診した患者及び自他覚的症状がなく健康診断を目的とする当該病院の受診により疾患が発見された患者について，特に治療の必要性を認めて治療を開始した患者を除く.

(2) 共同利用させるための体制が整備されていること

(3) 救急医療を提供する能力を有すること（次のうち，いずれか）

①救急自動車により搬送された患者の数が1,000以上であること

②救急自動車により搬送された患者の数が救急医療圏（二次医療圏）人口の0.2％以上であること

(4) 地域の医療従事者に対する研修を行わせる能力を有すること（年間12回以上主催）

(5) 200床以上の病床を有すること

(6) 集中治療室等の必要設備を有すること

(7) 集中治療室等の必要設備の構造設備が厚生労働省令で定める要件に適合するものであること

(8) 管理者の行うべき事項として知事が定める事項

①平常時からの準備も含め，新興感染症等がまん延し，又はそのおそれがある状況において感染症医療の提供を行うこと

②平常時からの準備も含め，災害時に医療を提供すること

3）特定機能病院

病床400以上を有したもので，一般の病院等から紹介された高度先端医療行為が必要な患者に対応する病院として厚生労働大臣の承認が必要である．大学病院本院および国立がんセンター中央病院と国立循環器病センターの計87施設が承認されている（2021年）．厚労省令で定める診療科（歯科も含まれる）があり，高度の医療を提供するばかりでなく，高度の医療技術を開発し，高度の医療に関する研修を行う能力を有する病院である．

〈特定機能病院の主な要件〉

（1）構造設備：集中治療室，無菌病室，医薬品情報管理室が必要

（2）医療安全管理体制の整備

- 医療安全管理責任者の配置
- 専従の医師，薬剤師及び看護師の医療安全管理部門への配置
- 監査委員会による外部監査
- 高難度新規医療技術及び未承認新規医薬品等を用いた医療の提供の適否を決定する部門の設置

（3）原則定められた16の診療科を標榜していること

（4）査読のある雑誌に掲載された英語論文数が年70件以上あること

2 病院の機構

前述したように病院にはいろいろな種類があるが，地域医療支援病院（県立病院ないしは市立病院クラス）かつ病院機能評価認定病院である東京歯科大学市川総合病院（図1-4）を例にあげて，病院の機構について述べる．

病院は図1-5に示すように，医療安全管理部のもと，大きく，教育部門，中央施設部門，チーム医療部門，診療部門，診療センター部門に分かれている．

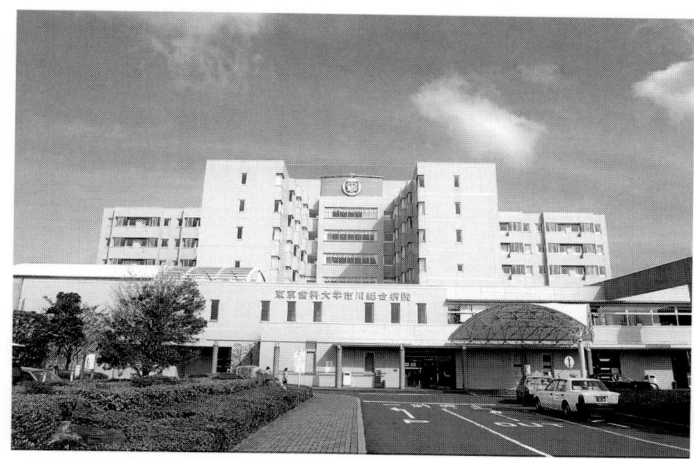

図1-4　地域医療支援病院の例
東京歯科大学市川総合病院（570床）

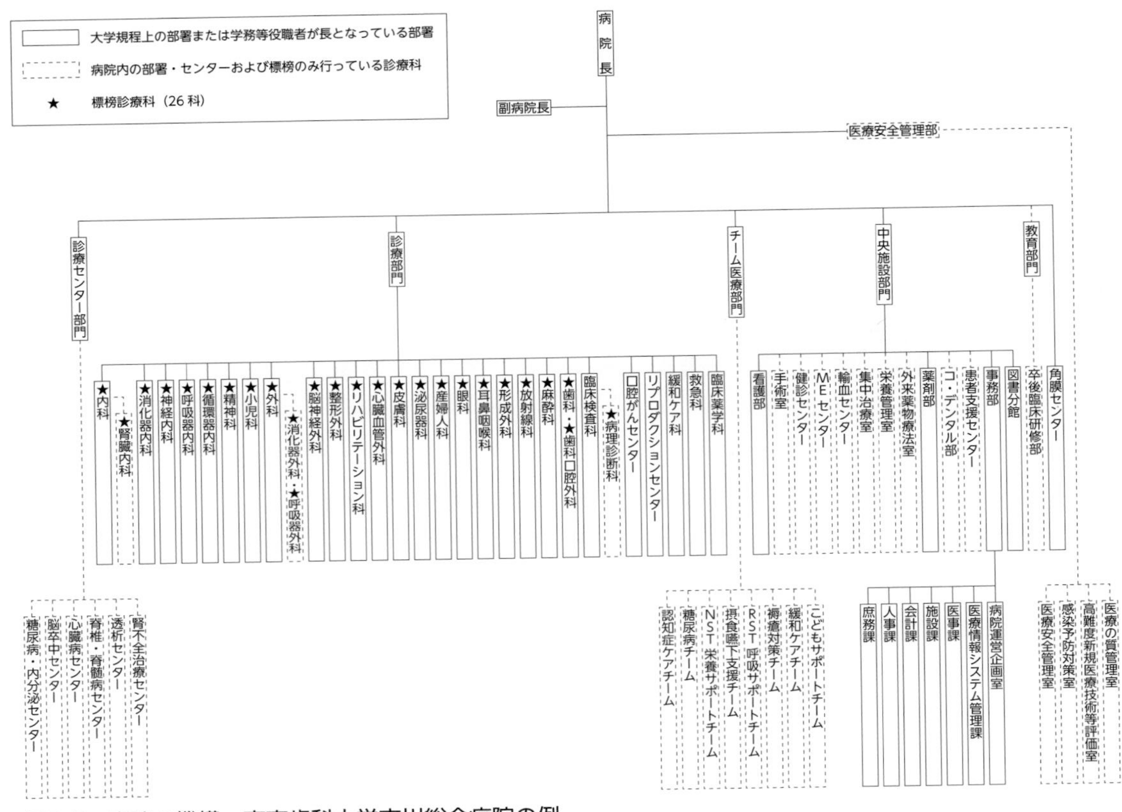

図1-5　病院の機構　東京歯科大学市川総合病院の例

診療部門には，内科，循環器科，小児科，精神科，神経科，外科，整形外科，脳神経外科，皮膚科，泌尿器科，産婦人科，眼科，耳鼻咽喉科，放射線科，麻酔科，歯科・口腔外科等があり，それぞれが外来（診療室），病棟（病床）および手術室に分かれている．ここには各科の医師，歯科医師の他に，看護師，歯科衛生士，放射線技師，理学療法士，栄養士，言語聴覚士，カウンセラー等が勤務している．その他，診療部門には，中央医療施設として臨床検査科，滅菌室等があり，さらに，入院患者の給食と栄養管理を行う栄養管理室がある．ここには臨床検査技師，栄養士，調理関係職員が勤務している．

看護部には，看護部長のもとに各科の外来と病棟に師長がおかれ，それぞれのもとに看護師が配置されている（一般に，歯科・口腔外科にも看護師が配置されている）．また，手術室と中央材料室にも看護師が配置されている．

歯科衛生士は，歯科ないしは歯科・口腔外科に勤務しているが，所属は勤務する診療科（歯科），看護部，それ以外の管理部門等，病院によってまちまちである．

事務部は，事務長の指揮下に，庶務課，会計課，施設課，医事課，人事課等が病院の事務管理業務を分担している．庶務課には，病院内の雑多な事務（特別な名目のない一般事務）を扱う庶務係がある．会計課には，病院の収支をあずかる会計係と，病院で

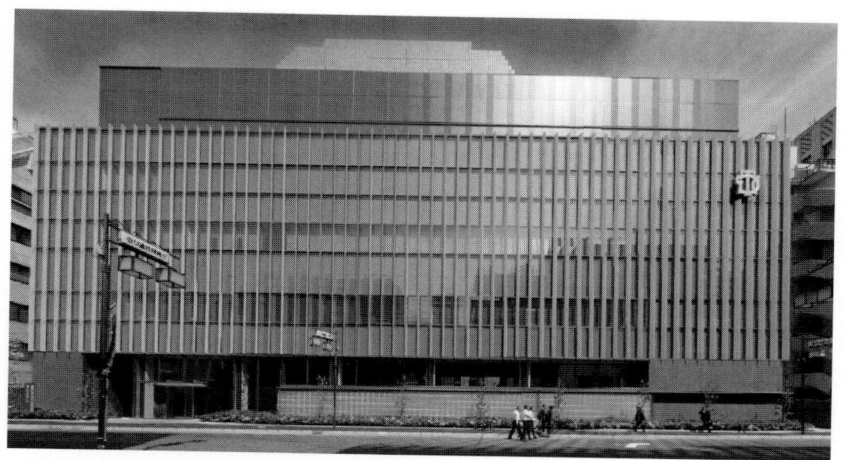

図1-6　東京歯科大学水道橋病院（病床20床、ユニット136台）

使用する診療機材を調達する用度係等がある．施設課では，病院内の施設の保守および維持管理を行っている．医事課は，主として患者の診療録の管理と保険診療のレセプトを作成する所で，国民皆保険のわが国においては重要な役割を果たしている．医事課には福祉にかかわる業務もある．

歯科大学病院（図1-6）における組織機構を図1-7に示す．大枠として一般総合病院との相違は少ないが，歯科衛生士部門の割合が大きくなっているのが特徴といえる．歯科衛生士のスタッフ数も多く，業務内容も多岐にわたっているためと思われる．歯科衛生士は院内の各種委員会（栄養管理，医療安全等）や研修会（栄養サポート，摂食嚥下リハビリテーション等）にも率先して出席するよう促している．歯科病院の特殊性を活かし，活動の場も増えている．

3 病院のなかの歯科・口腔外科

病院の歯科・口腔外科を受診する患者のルートは2系統ある．1つは近隣（地域）の一般歯科診療所からの紹介患者で，生活習慣病をもっていて歯科的治療侵襲で全身的に問題が生じる可能性がある患者や，一般開業医では手に余る口腔外科的な疾患をもった患者である．もう1つは，病院内の他診療科から歯科治療を依頼される患者で，そのほとんどは現在治療中の種々の全身疾患をもっている．このように，一般の歯科診療所を歯科の一次医療機関とすれば，病院の歯科・口腔外科は二次医療機関としての機能を果たしている．

もちろん病院の歯科・口腔外科でも一般歯科診療は行うが，病院でないと扱えない診療を請け負うのが重要な役割のひとつである．もっぱら病院で行う診療として次のようなものがある．

①全身疾患をもった患者の入院管理下に行う歯科治療

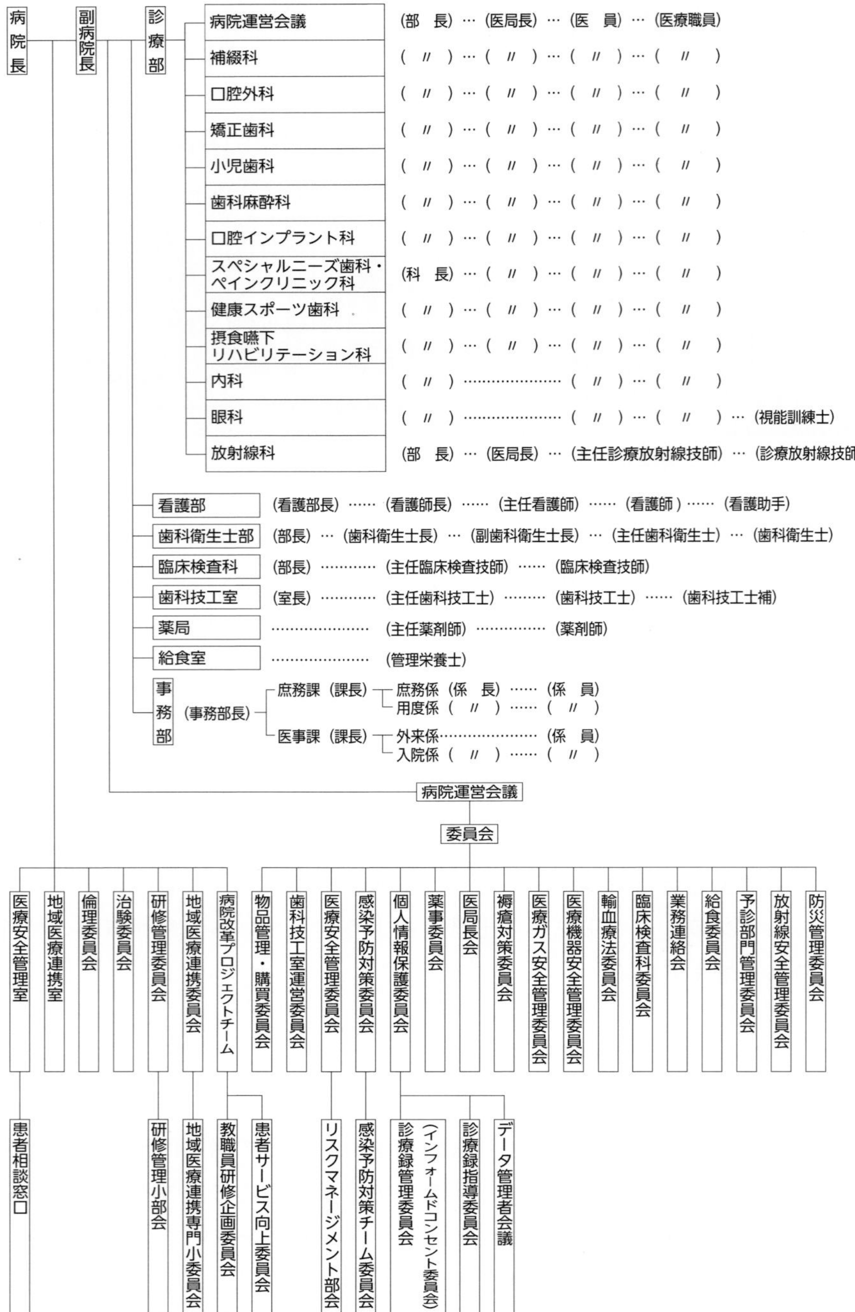

図1-7　歯科大学病院の機構の例

②心身障害者（児）の全身麻酔下ないしは精神鎮静下に行う歯科治療
③一般歯科診療所ではできない顎骨内嚢胞摘出術，歯槽骨や簡単な顎骨骨折整復術，比較的小さな良性腫瘍の切除手術，補綴前外科手術等の口腔外科の外来診療
④入院管理下に行う重篤な歯性感染症の治療，口腔顎顔面の奇形，変形症，顎顔面外傷，口腔癌を含む口腔原発の腫瘍等の口腔外科的疾患の，主として手術を中心とした治療

病院により単に“歯科”と標榜している施設と，“歯科・口腔外科”と標榜している施設とがある．単に“歯科”としている施設では，上記の①②の診療が主体であるが，“歯科・口腔外科”としている施設では，上記の③④の口腔外科的な治療も行われている．このような施設には，一般に日本口腔外科学会が認定した専門医（口腔外科認定医）が勤務している．さらに，地域医療の中核となっている地域医療支援病院の歯科・口腔外科のなかには，歯科大学や歯学部の付属病院の口腔外科や，医科大学や医学部の付属病院（特定機能病院）の歯科・口腔外科等と同様に指導医が常勤しており，認定医資格取得のための研修機関に指定されていて，きわめて高度な口腔外科診療を行っているところもある．2011年に「口腔内科学会」が設立されたため，口腔科を標榜する施設の増加も予想される．

このような職場に勤務する歯科衛生士は，歯科・口腔外科を受診する外来および入院患者の診療が円滑に行われるように，病院内のいろいろな診療科の特性，看護業務の基本的な考え方等，病院の機能を分担しているそれぞれの職種の役割について多くのことを学ばなければならない（図1-8～10）．

IV 医療チームのなかの歯科衛生士

わが国の歯科医療は，完全な医歯二元論に立つアメリカから直輸入され，質的量的拡大の面で，とくに20世紀以降からヨーロッパの歯科医療よりも急激な速度で発展してきた．今，疾病構造の変化に伴って，医科疾患に対する歯科医療の在り方を模索する時代が始まり，歯科医療の変化と歯科衛生士の業務範囲の変革が求められている．

一般歯科診療所においても，歯科衛生士は歯科医師や歯科技工士等と歯科医療チームを組んで活動している．しかし，病院の歯科・口腔外科においては他の診療科と同じように外来と病棟があり，通常の歯科診療の他に，全身疾患をもった患者の歯科治療や，口腔外科領域の患者の手術や入院治療を行うため，歯科衛生士は病院内のさまざまなスタッフから構成される，もっと大きな医療チームのなかで活動することになる．歯科衛生士業務は，歯科医療だけにとどまらず，口腔衛生管理によっていくつかの全身疾患をコントロールできるというエビデンスが示されてきたことから，医療全体の関心事となっている．さらに，在宅介護の現場では訪問歯科衛生指導への要望も高まっている．

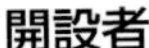
開設者

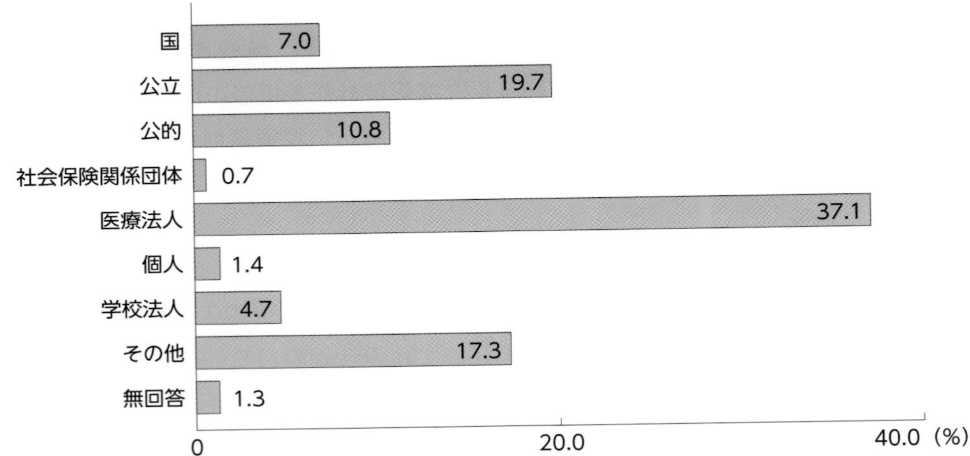

病院における歯科の役割

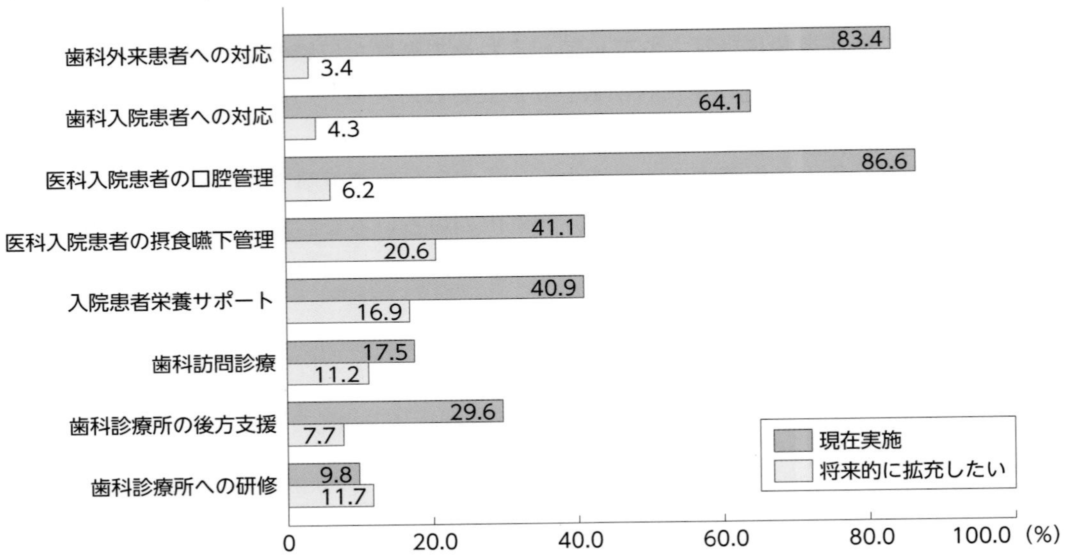

歯科　診療内容【重複回答】

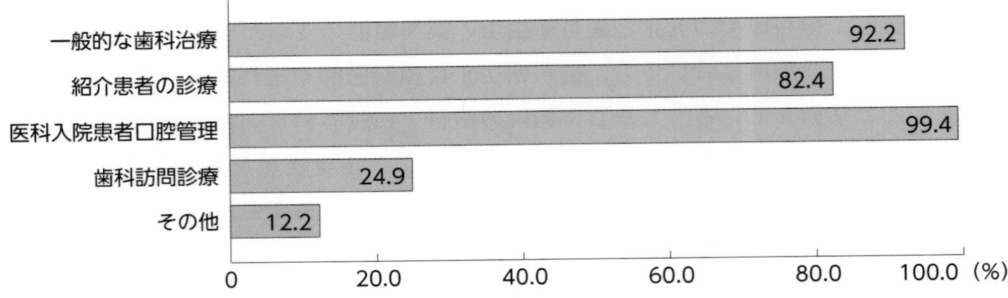

図1-8　わが国の歯科標榜病院数1,745施設への調査（うち有効回答数1,078施設）
開設者の内訳（上），病院における歯科の役割（中）と歯科の診療内容（下）
（日歯・日歯総研機構「チーム医療と歯科」調査2018年より）

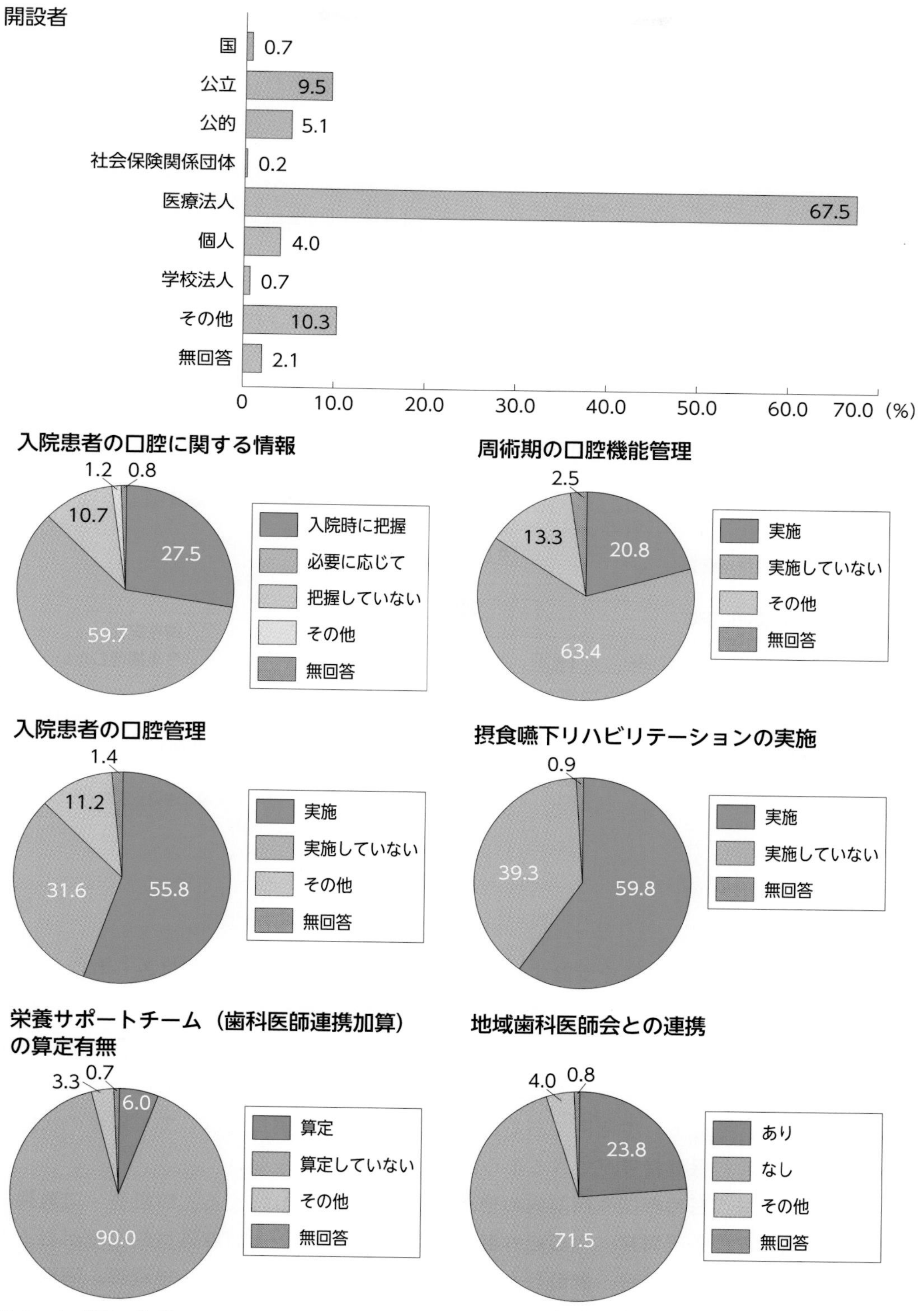

図1-9　わが国の歯科のない病院数6,692施設への調査（うち有効回答数2,475施設）
開設者の内訳（上），病院における歯科の役割（下）　（日歯・日歯総研機構「チーム医療と歯科」調査2018年より）

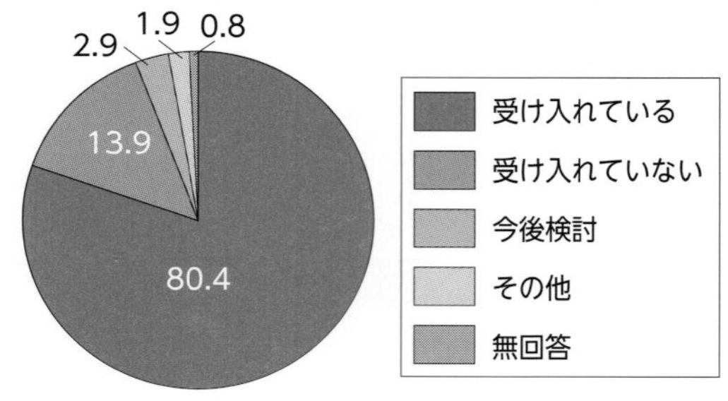

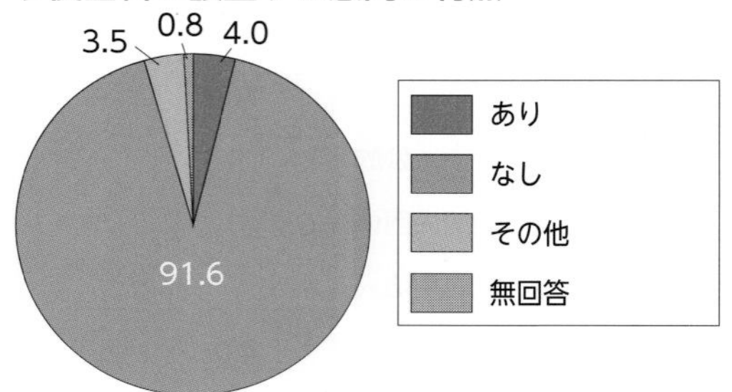

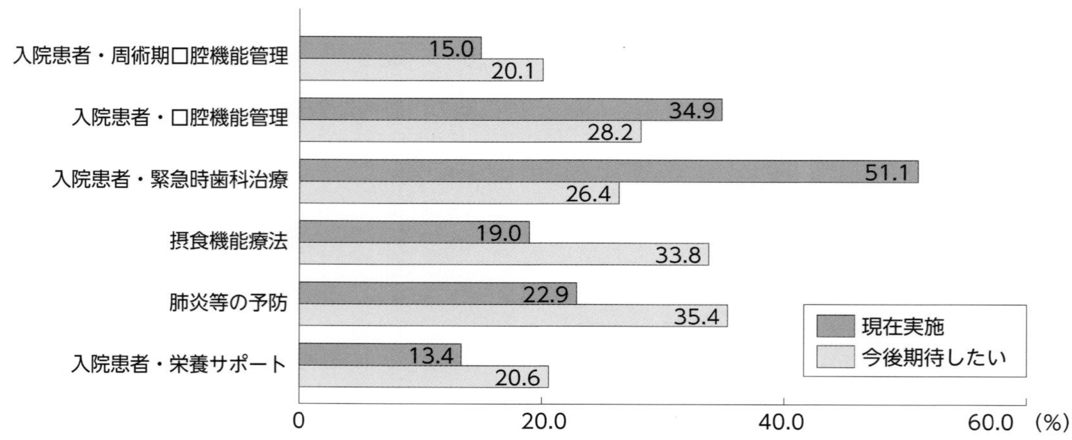

図1-10　**わが国の歯科のない病院数6,692施設への調査（うち有効回答数2,475施設）**
病院における歯科の役割（図1-9からつづく），歯科医療機関に求めること（下）
（日歯総研機構「チーム医療と歯科」調査2018年より）

1 外来における歯科衛生士の役割

病院の歯科・口腔外科を受診する患者には，一般の歯科診療所ではみられないようなさまざまな全身疾患をもつ人も多く，病院内の他の診療科とも連携をとりながら進められる．このような患者に対しては，歯科衛生士も口の中のことだけではなく全身の状態にも目を配ることができるように，それらの疾患についての知識と対応を習得しておく必要がある．そして，主治医である歯科医師の指示を確実に理解して，患者の状態に応じた十分な歯科保健指導ができるように努めなければならない．

また，地域の医療機関や病院内の他診療科から紹介されてくる，口唇裂・口蓋裂，その他の顎顔面の先天異常，顎顔面外傷，口腔原発の腫瘍等の口腔外科的疾患がある患者の治療に際しては，内科，麻酔科，放射線科等の他診療科や，臨床検査部，病棟，医事課の入院係（事務系）等の密接な連携が必要になる．

病院の歯科・口腔外科外来部門における歯科衛生士の業務は，一般の歯科診療所とほ

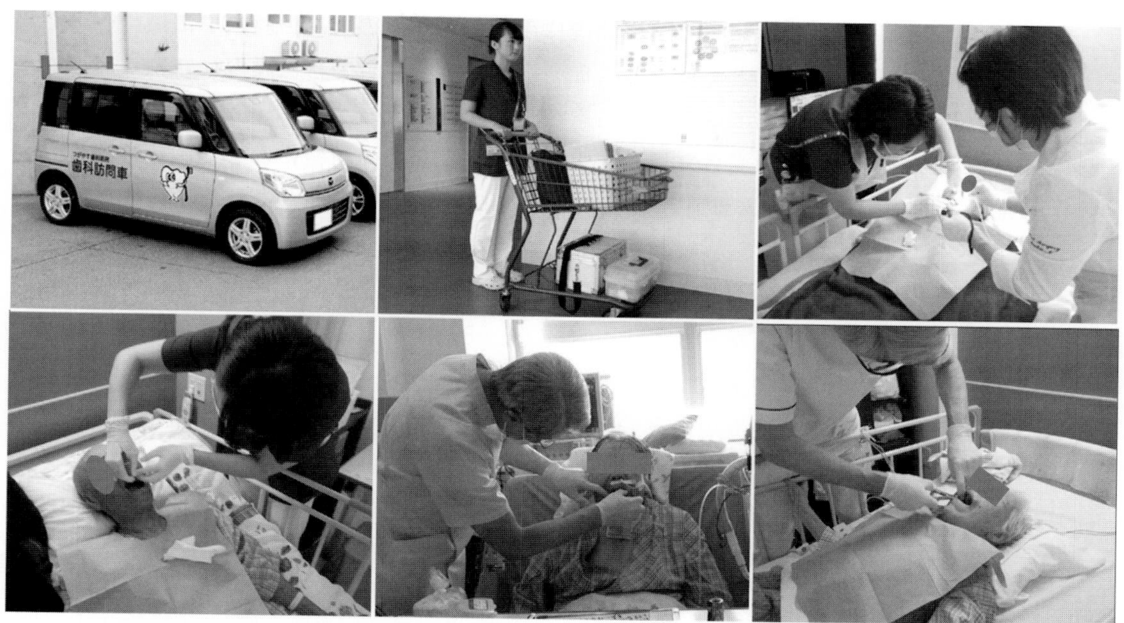

図1-11　**歯科衛生士による口腔衛生指導の実際**
歯科のない総合病院（651床）における「つがやす歯科医院」の活動

ぼ同様であるが，ここには看護師も配置されていることが多く，看護師と協力することが多くなるので，看護師の仕事についてもよく理解しておかなければならない．

一方，この部門で働く看護師は，一般的な歯科診療の補助や介助についての訓練を十分に受けていない場合が多いので，歯科衛生士は進んでそれらの業務を担うように心がけたい．また，地域医療の一環として障害者（児）の歯科治療を受け持つことも多く，そういった場合には地域医療行政の担当者や医療社会事業担当者等との連携も重要である．このように病院の歯科・口腔外科外来における業務を遂行していくためには，歯科衛生士はその本来の仕事である（歯科）予防処置，歯科診療の補助，そして歯科保健指導の知識・技能の充実を図り，広く患者の全身的な状態にも気を配って看護師との連携はいうまでもなく，看護助手や事務担当職員等の他職種とも協力して，歯科・口腔外科外来の運営が円滑に行われるように努力する必要がある．

2 病棟における歯科衛生士の役割

病院の手術室においては歯科衛生士の出番は少ないが，病棟においては入院患者の口腔を清潔に管理することで，看護活動の重要な部分を分担することができる．いろいろな診療科にさまざまな状態の患者が入院している病院では，それぞれの患者の状態に応じた口腔ケアが必要であり，看護師との共同作業のなかで歯科衛生士としての実力が試されることになる．

口腔外科手術を受けた患者では口腔内に手術創があるので，口腔内を清潔に保つことはことの他重要である．とくに顎変形症や顎骨骨折の患者では口腔内に特殊な装置が装着されるので，口腔清掃には細心の注意が必要である．

なお，口腔外科治療を受けた患者に限らず，高齢患者の術後において誤嚥性肺炎は最も危険な合併症の1つである．手術後の患者の口腔衛生管理は，これを予防する効果的な手段の1つとして重要である．

歯科衛生士はオーラルヘルスケアの専門家として，他診療科の病棟の高齢患者の口腔衛生指導にも，積極的にかかわるようにする．そのためには，入院しているさまざまな状態の患者に対してどのような口腔衛生指導を行うか，あるいは心身障害や認知症のため自分で口腔清掃ができない患者の介助をどのように行うかについて，常に研究し工夫しておかなければならない．また，摂食嚥下障害のみられる患者に対しても，栄養サポートチーム（NST）と緊密に連携をとりながら，誤嚥性肺炎の予防という面から，口腔衛生状態の改善と摂食嚥下機能の維持･向上を目的として参加が求められている（図1-11）．

全身疾患のコントロールを目的にするにせよ，歯科医療行為がなされる以上は，的確な判断，指示が行えるよう，歯科医師が配置されている必要がある．しかし病院歯科は縮小傾向にあり，地域歯科医療における二次医療機関としての位置付けで，難抜歯や口腔がん等の治療がメインであり，医科病棟で一役買う等という余裕がない場合も多い．病院歯科には，口腔外科系と，病棟管理系の二種類があり，現時点では前者が圧倒的に多いのが実情である．しかし，近年の社会的なニーズを勘案すれば，病棟管理系の病院歯科について検討することが望まれる．

慢性期疾患の重症化を防ぐ目的での歯科的な介入の効果は，さまざまな論文で証明されている．これは，医療費全体の削減にもつながるため，社会的意義も高いといえる．すべての入院施設に病棟管理系の歯科医療資源を配置することが理想である．現在の歯科医師余り等の問題も解決し，なにより患者の利益に直結する．

病院という大きな医療チームの一員として，歯科衛生士が心がけることをまとめてみると次のようになる．

①病院の機構，病院を構成する職種とその機能（役割）を理解する．

②病院における歯科・口腔外科の役割（使命）を十分に認識し，それに向けての知識ならびに技能の向上に努める．

③歯および口腔の疾患だけでなく，歯科治療に際して問題となる全身疾患の概要を理解する．

④全身疾患のコントロールを目的とした歯科医療行為が求められている．

⑤メディカルスタッフとして，数のうえでも役割においても重要な看護師との相互理解を深め，仲間として積極的に業務を行う．

⑥診療や他職種間の連絡にあたっては，すべて記録を残し決して間違いが起こらないように努力する．

2 看護の概念

本章の要点

①看護の概念は，歴史の流れのなかでその時代の社会状況，医学・科学の発達，人々の考え方により変化してきた．
②看護は，時代の医療ニーズによって患者の身体的援助だけでなく，社会的，精神的な側面を含んだ全人的な包括的看護へと変遷してきた．
③人口の高齢化，疾病構造の変化，高度医療により医療のニーズは多様化してきた．専門分化された医療のなかで専門知識，技術をもった多職種とのチームケアの連携が円滑に行われるようにしなければならない．

看護は人類の歴史とともに始まり，時代の流れやそのときどきの社会の要請に応じて発展してきた．近年は医療における専門職として確立されてきているが，歯科衛生士の視点からも，協働するうえで共通する部分や参考となる部分が多い．まず，看護を理解するためにその歴史を概観したうえで看護とは何かを考えたい．

I 看護の歴史

看護は人々が生活するなかで心身の苦痛や生命に何らかの問題が生じたとき，救いの求めに応じて行われてきた行為の1つである．看護の行為は，困っている人をなんとかしてあげたいという人間愛が1つの原点である．

1 近代の看護

1）ヨーロッパの看護

ヨーロッパにおける看護は，キリスト教の影響を受け教会や修道院等で活動が行われてきた．16～18世紀は宗教改革や宗教の抑圧等により看護の暗黒時代とされるが，疫病や飢饉で苦しむ病人や貧しい人々への救済が修道士会の看護師等により慈善活動として行われ，心身両面のケアに知的な技術が用いられた．

(1) ナイチンゲールの時代

フローレンス・ナイチンゲール（1820～1910）は（図2-1），イギリスの富裕な地主の次女として生まれた．彼女は高い教養と知性を身につけ，社会問題，特に保健衛生や看護に深い関心をもった．看護師になりたいと考えたのは24歳の頃であった．看護師の

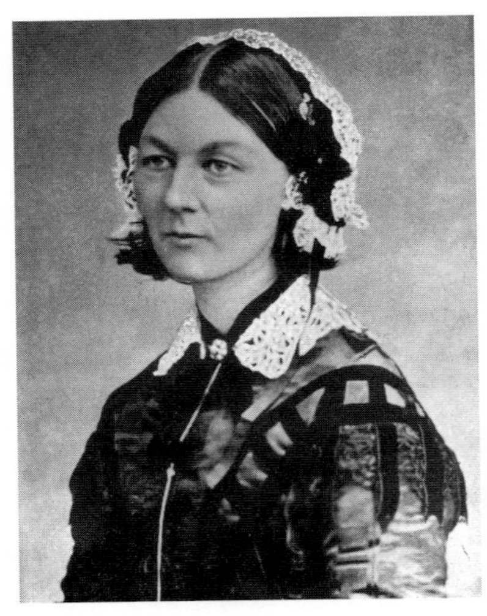

図2-1　フローレンス・ナイチンゲール

社会的地位が低く，また両親の反対もあり断念していた．しかし看護師への思いは強く周囲の反対を押し切り，ドイツの看護教育施設で看護教育を受け，ヨーロッパ各地の病院で見学，実習を重ねた後，帰国後ロンドンで看護の実務に就いた．

1854年，クリミア戦争のときナイチンゲールは38人の看護団とともに傷病兵の看護を行い，当時劣悪だった兵士の療養環境に対して衛生状態の改善等の活動を行った．彼女たちは献身的な看護活動を行い「クリミアの天使」とよばれた．

ナイチンゲールは，さまざまな病院の問題を解決し病院管理にも能力を発揮したが，一緒に仕事をした看護師の多くが正規の看護教育を受けていない状況に失望し，看護師に対する教育の必要性を痛感した．

クリミア戦争での献身的な看護活動が認められ，終戦後ナイチンゲールは国民的英雄となり，彼女のもとには多くの寄付金が集まり「ナイチンゲール基金」が創設され，それをもとに聖トーマス病院内に看護学校を設立した．

彼女は，「看護師はただの病人の身の回りの世話をするだけでなく，訓練された立派な専門的職業人でなければならない」とし，看護の職業的，経済的，精神的自立を目指した管理職課程では，その卒業者らがナイチンゲール方式の看護教育を世界に広めた．

2）日本の看護

看護師が日本社会に認識されるようになったのは，戦争や天災で救護活動の必要性からであった．西南戦争後のわが国では，看護の必要性と看護師を教育するための教育制度が考慮されるようになった．

佐野常民らは西南戦争時に，傷病者の救護を目的に日本赤十字社の前身である博愛社を結成し，赤十字精神に基づく戦傷者の救護にあたった．博愛社は1887年に日本赤十字社と改称し，国際赤十字に加盟した．日本赤十字社は，日清戦争や日露戦争をはじめ，関東大震災等の災害時にも救護活動を行った.

1885年にわが国で最初に創設された看護教育機関は，有志共立東京病院看護婦教育所（現慈恵看護専門学校）である．1886年には同志社に京都看病婦学校が，桜井女学校のなかに看護婦学校が続いて設けられ，1890年に日本赤十字社で看護師教育が開始された.

明治政府は，1867年産婆規則の前身である産婆取締規則を発布した．1874年に近代医療制度基本方針ともいえる医制を制定した．看護師に関する規則は全国的に波及したが，資格基準が統一されておらず，1915年看護婦規則が制定され全国的に看護資格や業務内容の統一をはかった.

2 現代における看護

1）看護制度の改革

1945年第二次世界大戦の敗戦によりわが国の諸制度には革命的な変化があった．連合軍総司令部（GHQ）の指揮下におかれ，米国の看護指導者オルトやオールソン等により看護改革が行われ，わが国の看護も大きく変化していった.

1948年保健婦助産婦看護婦法（保助看法）が制定された．これまで保健婦，助産婦，看護婦はそれぞれ独自の教育で養成されていたが，保健婦，助産婦の資格を得るためには看護婦の資格をもつことが条件となり，3職種とも国家免許とし法律を一本化した．この法律の制定により看護婦の質は向上し，看護が発展していくこととなる.

1951年保助看法の一部が改定され，都道府県知事免許による准看護婦制度が設けられた.

2001年男女の区別をしない，専門資格を表す保健師，助産師，看護師，准看護師と名称変更され，法律の名称も保健師助産師看護師法と改称された.

2）看護教育の発展

医療の高度化，専門化の進展に加え人口の少子高齢化や医療福祉への対応等，看護をめぐる環境は急速に変化拡大した．看護教育制度も社会の変化に対応し，カリキュラムの改正が行われた．看護系大学の整備，また大学院教育の整備等も行い，日本看護協会は，「専門看護師・認定看護師制度」（表2-1,2）をスタートさせ，より専門的で質の高い知識や技術をもった看護スペシャリストを育成している．また団塊の世代が75歳以上となる2025年に向け，看護職の役割拡大が求められ，特定行為に係る看護師の研修制度（表2-3）が創設された.

今後も看護職は，専門職として変化する社会的，経済的事情等により影響を受ける国民の健康ニーズに応えていくことが求められる.

表2-1　**専門看護師**

専門看護師： 複雑で解決困難な看護問題を持つ個人，家族および集団に対して水準の高い看護ケアを効率よく提供するために特定の専門分野の知識・技術を深めた看護師である．専門看護分野において実践，相談，調整，倫理調整，教育，研究の６つの役割をはたす．	
分野 (14)	・がん看護　・精神看護　・地域看護　・老人看護　・小児看護　・母性看護 ・慢性疾患看護　・急性，重症患者看護　・感染症看護　・家族支援 ・在宅看護　・遺伝看護　・災害看護　・放射線看護

表2-2　**認定看護師（現行21分野は2026年で教育終了，2020年から新たな19分野が教育開始）**

認定看護師： 特定の看護分野における熟練した看護技術および知識を用いて，あらゆる場で看護を必要とする対象に，水準の高い看護実践のできる看護師である．特定の看護分野において実践，指導，相談の３つの役割をはたす．	
従来の分野 (21) 2026年をもって教育終了	・救急看護　・皮膚，排泄　・集中ケア　・緩和ケア　・がん化学療法看護 ・がん性疼痛看護　・訪問看護　・感染管理　・糖尿病看護　・不妊症看護 ・新生児集中ケア　・透析看護　・手術看護　・乳がん看護 ・摂食，嚥下障害看護　・小児救急看護　・認知症看護　・慢性心不全看護 ・脳卒中リハビリテーション看護　・がん放射線療法看護 ・慢性呼吸器疾患看護
新たな分野 (19) 2020年度から開始	・感染管理　・がん放射線療法看護　・がん薬物療法看護　・緩和ケア ・クリティカルケア　・呼吸器疾患看護　・在宅ケア　・手術看護 ・小児プライマリケア　・新生児集中ケア　・心不全看護　・腎不全看護 ・生殖看護　・摂食嚥下障害看護　・糖尿病看護　・乳がん看護 ・認知症看護　・脳卒中看護　・皮膚，排泄ケア

II　看護とは

1 看護の定義

看護とは，人々の生活のなかで営まれるケア，すなわち家庭や近隣における乳幼児，傷病者，高齢者や虚弱者等への世話等を含むものをいう．狭義には，保健師助産師看護師法に定められるところに則り，免許交付を受けた看護職による，保健医療福祉のさまざまな場で行われる実践をいう．

2 看護の対象

看護は，肉体的，精神的，社会的なレベルを問わずすべての人間が対象となる．健康状態，性別，年齢，宗教等，さまざまな条件に左右されることなく，また個人，家庭，社会集団等，人間が生活する場所すべてにおいて平等に行われるべきものである．

人間には，乳幼児期，学童期，青年期，成人期，老年期と成長発達する人生の過程がある．各年代に見合ったそのときどきの問題に対応し適切な看護が行われる．その個人の特性を正しく理解し，尊重し適正に看護を行うよう心がけることが重要である．

表2-3　特定行為および特定行為区分（21区分38行為）

特定行為区分の名称		特定行為	
1	呼吸器（気道確保に係るもの）関連	1	経口用気管チューブ又は経鼻用気管チューブの位置の調整
2	呼吸器（人工呼吸療法に係るもの）関連	2	侵襲的陽圧換気の設定の変更
		3	非侵襲的陽圧換気の設定の変更
		4	人工呼吸管理がなされている者に対する鎮静薬の投与量の調整
		5	人工呼吸器からの離脱
3	呼吸器（長期呼吸療法に係るもの）関連	6	気管カニューレの交換
4	循環器関連	7	一時的ペースメーカの操作及び管理
		8	一時的ペースメーカリードの抜去
		9	経皮的心肺補助装置の操作及び管理
		10	大動脈内バルーンパンピングからの離脱を行うときの補助の頻度の調整
5	心嚢ドレーン管理関連	11	心嚢ドレーンの抜去
6	胸腔ドレーン管理関連	12	低圧胸腔内持続吸引の吸引圧の設定及びその変更
		13	胸腔ドレーンの抜去
7	腹腔ドレーン管理関連	14	腹腔ドレーンの抜去（腹腔内に留置された穿刺針の抜去を含む）
8	ろう孔管理関連	15	胃ろうカテーテル若しくは腸ろうカテーテル又は胃ろうボタンの交換
		16	膀胱ろうカテーテルの交換
9	栄養に係るカテーテル関連（中心静脈カテーテル管理）関連	17	中心静脈カテーテルの抜去
10	栄養に係るカテーテル関連（末梢留置型中心静脈注射用カテーテル管理）関連	18	末梢留置型中心静脈注射用カテーテルの挿入
11	創傷管理関連	19	褥瘡又は慢性創傷の治療における血流のない壊死組織の除去
		20	創傷に対する除圧閉鎖療法
12	創部ドレーン管理関連	21	創部ドレーンの抜去
13	動脈血液ガス分析関連	22	直接動脈穿刺法による採血
		23	橈骨動脈ラインの確保
14	透析管理関連	24	急性血液浄化療法における血液透析器又は血液透析濾過器の操作及び管理
15	栄養及び水分管理に係る薬剤投与関連	25	持続点滴中の高カロリー輸液の投与量の調整
		26	脱水症状に対する輸液による補正
16	感染に係る薬剤投与関連	27	感染徴候がある者に対する薬剤の臨時の投与
17	血糖コントロールに係る薬剤投与関連	28	インスリンの投与量の調整
18	術後疼痛管理関連	29	硬膜外カテーテルによる鎮痛剤の投与及び投与量の調整
19	循環動態に係る薬剤投与関連	30	持続点滴中のカテコラミンの投与量の調整
		31	持続点滴中のナトリウム，カリウム又はクロールの投与量の調整
		32	持続点滴中の降圧剤の投与量の調整
		33	持続点滴中の糖質輸液又は電解質輸液の投与量の調整
		34	持続点滴中の利尿剤の投与量の調整
20	精神及び神経症状に係る薬剤投与関連	35	抗けいれん剤の臨時の投与
		36	抗精神病薬の臨時の投与
		37	抗不安薬の臨時の投与
21	皮膚損傷に係る薬剤投与関連	38	抗癌剤その他の薬剤が血管外に漏出したときのステロイド薬の局所注射及び投与量の調整

（厚生労働省）

③看護の役割

看護はあらゆる年代の個人，家族等を対象とし，その人々が本来もつ自然治癒力を発揮しやすい環境を整え，健康の保持増進，疾病の予防，健康の回復，苦痛の緩和を行い，生涯を通してその人らしく生を全うすることができるよう身体的，精神的，社会的に支援することである．この目標を達成するために，患者情報を収集し，アセスメント（情報の分析），健康上の問題を明確化させ看護目標を立案する．そして具体的なケアの方法を計画実施し，評価しながら援助を行っていくことである．

看護師の担う役割を具体的にあげると，①日常生活の援助，②環境の保持調整，③教育・指導，④診療に伴う患者に対する援助および診療の介助等である．

1）日常生活の援助

人々が健康な生活を送るためには，身体的・精神的・社会的なニーズを満たしていることが条件となる．

身体的援助は，食事，排泄，睡眠や休息，清潔，体位や移動，衣服の着脱の他，呼吸，循環，体温等が正常に保つことができるよう援助することである．

病気やけが等は不安と緊張を引き起こし，精神的に不安定になり自立を阻む要因となる．精神的援助とは精神的状態を観察，判断し，その人を支持し見守る，勇気づけるあるいは励ますことである．心の動揺や心配事，理解の状況を把握し，そのときどきに応じた援助方法を考えなければならない．

社会的援助は，社会的な環境や家族環境，経済状況，友人関係，趣味仲間等，社会との関係を援助のなかに組み込んでいくことである．

2）環境の保持調整

人々は環境のなかで生活し，環境との相互作用に影響を受けている．習慣，宗教，生活スタイル等の文化的環境要素や音，光等の物理的環境要素等がある．環境をよりよく整え，健康を阻害する原因や要因を除き，より健康な生活が送ることができるよう援助しなければならない．環境整備は，単にベッド周囲をきれいにすることではなく，危険がなく心地よく療養できるよう生活全般の環境を整えることである．ベッド柵の位置や高さ，履物の位置等その人に合った環境整備が事故防止にもつながっていくのである．

また病院内はさまざまな微生物が存在している環境でもある．院内感染を防ぐための感染管理ガイドラインに基づく環境調整も常に求められている．

3）教育・指導

教育・指導を行う場面はさまざまで，健康な人には健康の保持・増進を目的とする健康教育がある．病院においては，個々に自分の健康問題を解決し，入院時オリエンテーションに始まり治療や検査，治療方針等について説明し，安心して治療を受け退院にむけての援助を行っていかなければならない．また糖尿病や腎疾患等の慢性疾患をもつ患者への食事指導や運動療法等の生活指導等がある．指導する際は，その人の個性や生活背景，生活環境等を考慮したうえで行わなければならない．

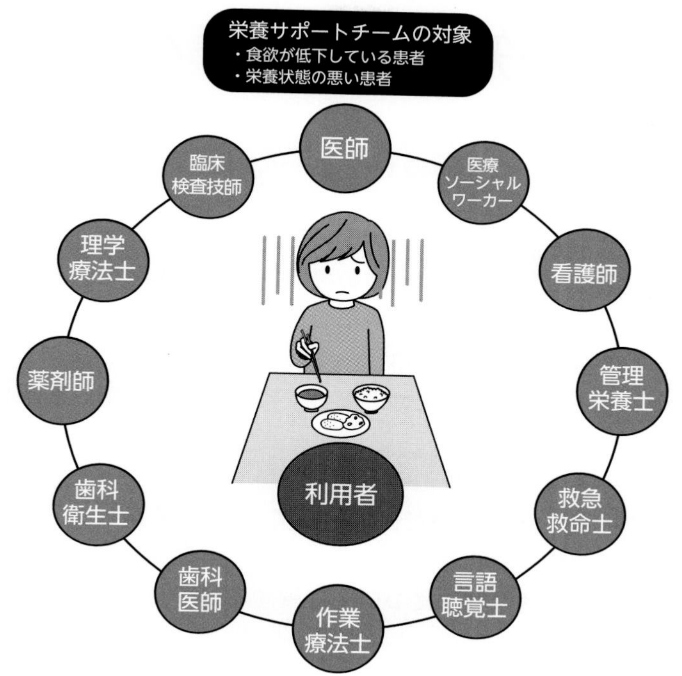

図2-2　栄養サポートチーム

4）診療に伴う援助および診療の介助

看護師は日常生活援助を行いながら，同時に医療処置に対する補助や援助を行う．医師の診療がスムーズに実施できるよう援助をするとともに，患者の苦痛が最小限となるよう働きかけなければならない．

4 保健医療福祉チームの必要性

近年は医療技術の高度化，保健，医療，福祉の充実等により平均寿命が延伸した一方で，出生数は減少し少子高齢化が進展している．また，医療費高騰を背景に入院期間の短縮や，在宅での看取り推進に伴い，在宅で療養する期間が長くなっている．複雑多様化した社会の医療に対するニーズに応えるために，それぞれの立場で知識や技術を提供し，チームを組んで相互に連携をとりながら患者が適切な医療を継続し円滑に受けられるよう，多職種による連携が求められるようになってきている．

看護職は，高度な医療・看護を提供するために交代勤務に就き，24時間365日途切れることなく患者のかたわらにいて，集中的な観察とそれに基づく医療的判断，実施により患者の命を守っている．これは多くの職種とチームを組んで職種間をつなぐ重要な役割を担っている．

多職種でチームを組み診療報酬で加算されより多くの病院で取り入れられているものに栄養サポートチーム（Nutrition Support Team：NST）がある（図2-2）．

3 歯科衛生士が知っておくべき看護技術

本章の要点

①バイタルサインである体温，脈拍，呼吸，血圧の4つの機能の正常と異常を学習する．
②バイタルサイン測定を迅速かつ的確に行う手技を身につける．
③コミュニケーションについての基本的知識を学ぶ．
④患者の特性に応じた適切な対応や援助を行うため，患者に接する側の立場，役割を理解する．
⑤患者の安全・安楽を保つための看護用品や体位，移乗について学ぶ．
⑥生命維持に必要な栄養補給の"食べる"行動だけではなく，"楽しく食べる"ことの重要性や症状による栄養の種類を理解する．
⑦薬物の種類，正しい与薬方法，効果的な罨法について理解する．

I バイタルサイン

バイタルサインとは生命の徴候のことで，「vital＝生命の，生きている」，「signs＝徴候，しるし」という意味である．通常は体温，脈拍，呼吸の3徴に，血圧を加えた4つの生理機能を指す言葉である．

患者の身体的，精神的状態を把握する場合，特に急変時に対応する際に大切なことは，全身状態を迅速かつ正しく把握し，問題点は何か，何を優先して行うべきかを瞬時に判断することである．そのためにバイタルサインを管理することは非常に有用である．

バイタルサインは前述の4徴（体温，脈拍，呼吸，血圧）以外に，意識，精神状態，発汗の状態，心音や腸蠕動（ぜんどう）音，酸素飽和度，さまざまな反射，排泄状態，食欲，睡眠，体重等，生体のすべての生命徴候を含めるが，ここでは，体温，脈拍，呼吸，血圧を中心に述べる．

1 体温

体温とは，生体内部の温度のことであるが，部位によって異なり，実際の体温を測定することは容易にはできない．そこで生体内部の温度に近い数値を示し，温度を測定しやすく，なおかつ外界の影響を受けにくい部位，つまり皮膚温（腋窩温）や体腔温（口腔温，鼓膜温，直腸温）で検温が行われる．体表面の体温を外殻温といい，身体深部の体温を核心温（中核温や深部温とも）という（図3-1）．

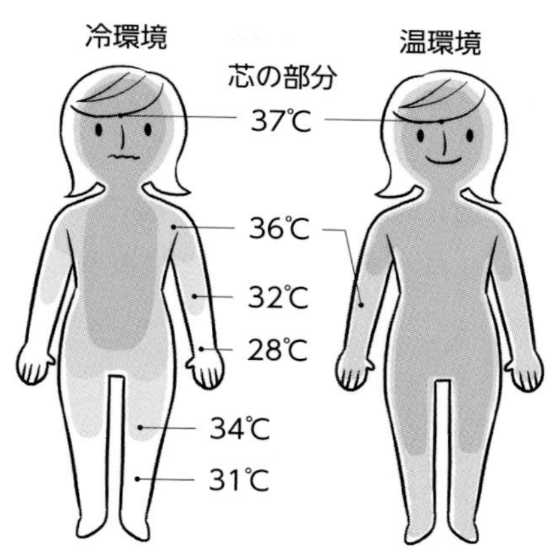

図3-1　外殻温と核心温

人体は環境が変わってもすばやくそれに順応し，体熱の生産および放散がバランスよく行われているので，体温は常に一定に保たれている．しかし，高齢者や体温調節中枢の未発達な小児では，環境の影響を比較的受けやすい．

1）正常体温

正常体温は平常の体温のことで一般に平熱（平温）といわれる．成人の場合，平熱は36～37℃（小児では～37.3℃）未満といわれるが，さまざまな条件下で変動するため，体温が37℃を超えても直ちに発熱があるとはいえない．正常体温は36℃台の人もあれば37℃台の人もいる．

また体温には生理的日内変動が存在し，午前2時から午前6時ごろは低く，午後3時から午後8時ごろに高くなるような変動がある．一般健常人では日差は1℃未満であり，その他年齢，女性の排卵周期，測定部位，季節，行動（食事，入浴，運動，精神的刺激）等によっても影響を受ける．

2）発熱と熱型

発熱とは，体温調節中枢（視床下部の視索前野：preoptic area）の異常興奮のため，体温が正常より上昇した状態のことをいう．興奮のおもな原因としては，

①感染症（炎症）による発熱物質パイロジェン等の化学的刺激

②脳出血，脳腫瘍，頭蓋骨折等による機械的刺激

③その他，組織タンパク分解産物のパイレキシンが血液に吸収されて刺激興奮するもの，また脱水状態でも誘発されるといわれている．

温度としては，平常の体温より1℃以上高くなった場合をいい，微熱（軽熱）37～38℃未満，中等熱（中熱）38～39℃未満，高熱39℃以上に分類される．

熱型は，弛張熱，稽留熱，間欠熱等に分類される（図3-2）．

発熱状態から正常体温に戻ることを解熱という．解熱には，分利と渙散の2つの型がある（図3-3）．

3）うつ熱

うつ熱とは，環境温度の異常な暑さや激しい運動等により，体内の熱放散が障害され，体内に熱がうっ積することにより体温が上昇することをいう．

熱中症とは「暑熱環境における身体適応の障害によって起こる状態の総称」[1]であり，重症度のⅠ度は熱失神・熱けいれん，Ⅱ度は熱疲労，Ⅲ度は熱射病に相当する（表3-1）．

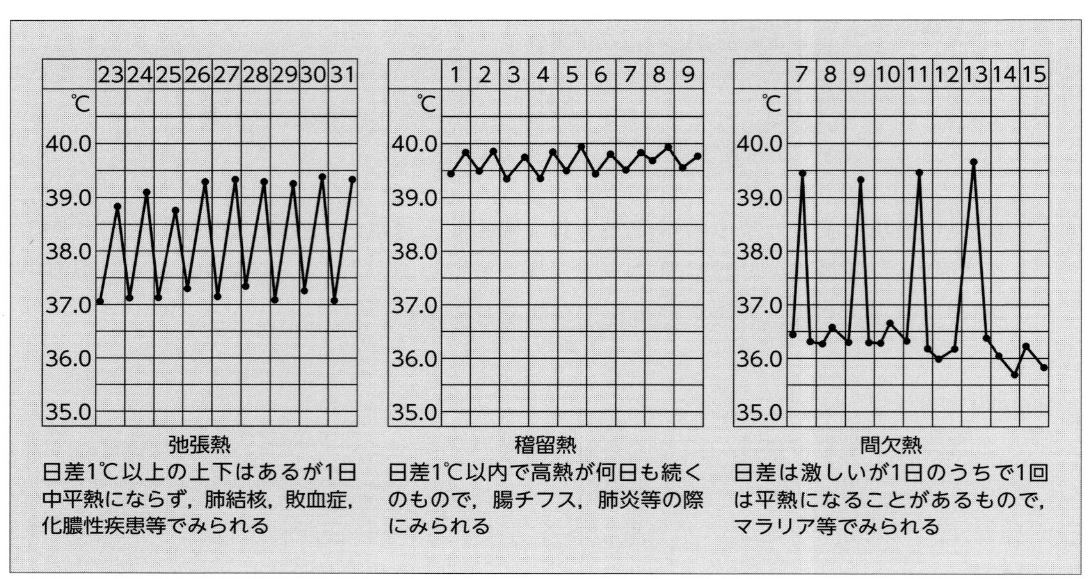

図3-2　発熱の型

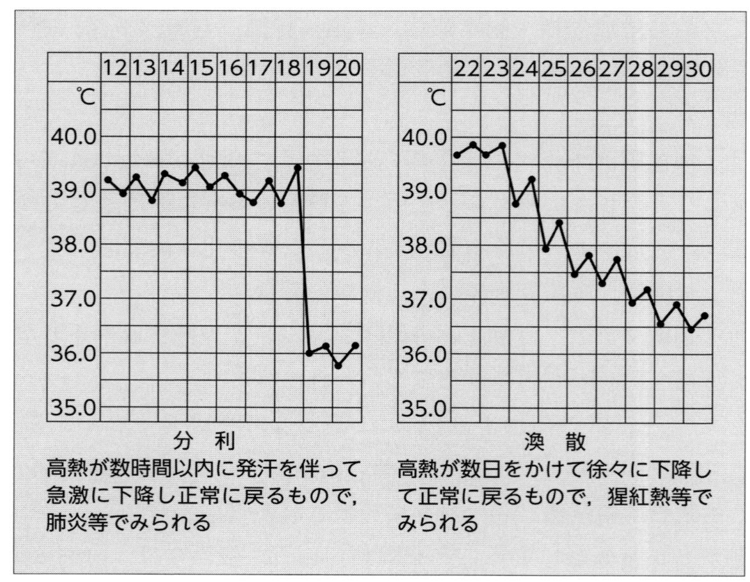

図3-3　解熱の型

表3-1　熱中症の症状と重症度分類

分類	症状	症状から見た診断	重症度
Ⅰ度	めまい・失神 「立ちくらみ」という状態で，脳への血流が瞬間的に不充分になったことを示し，“熱失神”と呼ぶこともあります． 筋肉痛・筋肉の硬直 筋肉の「こむら返り」のことで，その部分の痛みを伴います．発汗に伴う塩分（ナトリウム等）の欠乏により生じます． 手足のしびれ・気分の不快	熱失神 熱けいれん	
Ⅱ度	頭痛・吐き気・嘔吐・倦怠感・虚脱感 体がぐったりする，力が入らない等があり，「いつもと様子が違う」程度のごく軽い意識障害を認めることがあります．	熱疲労	
Ⅲ度	Ⅱ度の症状に加え， 意識障害・けいれん・手足の運動障害 呼びかけや刺激への反応がおかしい，体にガクガクとひきつけがある(全身のけいれん)，真直ぐ走れない・歩けない等． 高体温 体に触ると熱いという感触です． 肝機能異常，腎機能障害，血液凝固障害 これらは，医療機関での採血により判明します．	熱射病	

（環境省．イベント主催者・施設管理者のための夏季のイベントにおける熱中症対策ガイドライン 2020）

4）低体温

低体温とは体温が35℃未満の場合をいう．老衰や全身衰弱，栄養失調，甲状腺機能低下症等でみられる．疾患以外では，環境温度の低下で低体温が著明になると凍死に至る．人工的に低体温状態をつくり，治療を行う場合もある．

2 脈拍

脈拍とは，心臓が1心拍収縮するごとに，血液が流束となって大動脈に送り出され血管の波動として伝わり，末梢動脈の表在部で拍動が指で触れる状態をいう．脈拍を観察する場合は，脈拍数だけでなく，リズム（洞調律）の整・不整，大小，性質，緊張度等にも注目する．

おもな触知部位は，浅側頭動脈，総頸動脈，上腕動脈，橈骨動脈，尺骨動脈，大腿動脈，膝窩動脈，後脛骨動脈，足背動脈等である（図3-4）．日常的に測定に用いられるのは橈骨動脈であり，意識障害のある患者では総頸動脈で確認する．

脈拍触知の際は，次のような点を観察する．

1）脈拍数

脈拍数は性別，年齢で異なる．また運動，入浴，食事，精神的に緊張した直後では脈拍は増加し，睡眠中には減少する．1分間の脈拍数を基本とする．正常値は幅があり，通常成人では60～90回/分である．年代により差を認める（表3-2）．

一般に，成人では，脈拍数が100回/分以上の場合を頻脈という．精神的緊張や興奮だけではなく，病的な発熱，貧血，甲状腺機能亢進症，心不全，ショック等でもみられ

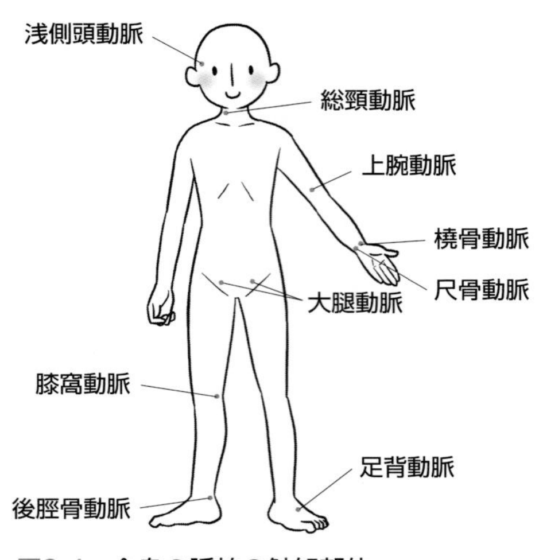

図3-4　全身の脈拍の触知部位

表3-2　年代別による正常脈拍数の目安

新生児	140回/分
乳児	110回/分
1～2歳	100回/分
2～5歳	90回/分
学童以降	80回/分
成人	60～90回/分

る．一方，脈拍数60回/分未満のものは徐脈という．脳圧亢進，甲状腺機能低下症，房室ブロック，黄疸等の際にみられるが，運動選手（長距離走者等）のなかには，通常時の脈拍数が40～50回/分程度の者もいる（スポーツ心臓）．

2）脈拍のリズム

脈拍は，正常の場合はほぼ一定の間隔で規則的に触知できる．これを脈拍が整であるという．しかし何らかの原因で脈拍の間隔が不均等になることがあり，これを不整脈という．不整脈には脈の間隔だけでなく，大きさが不規則になったり，小さくて触知できなかったり，または心拍があるのにそれに相当する脈拍が1つ抜けたように感じることもある．正しい診断には心電図が必要となる．心臓弁膜症，心筋梗塞の急性期，甲状腺機能亢進等でよくみられるが，健康な人にも現れることもある．

3）脈拍の性状

(1) 脈拍の大きさ

①大脈

心臓の拍出量が大きく，しっかりした拍動が触れるものを大脈という．大動脈弁閉鎖不全症，甲状腺機能亢進症，高血圧，動脈硬化症，多血症等でみられる．健康な人でも激しい運動をした後にみられる．

②小脈

心臓の拍出量が小さく，弱い拍動が触れるものを小脈という．大動脈弁狭窄症，心機能障害，低血圧等や，出血，ショック状態のように全身の血流量が減少したときにみられる．

③交互脈

心臓の拍出量が大きくなったり小さくなったり，大脈と小脈が交互に現れるものを交互脈という．動脈硬化性心疾患，高血圧性心疾患，虚血性心疾患等でみられる．

(2) 脈拍の立ち上がりの遅速

①速脈

脈拍の立ち上がりが急に大きくなりそして急に小さくなるものをいう．収縮期血圧（最高血圧）と拡張期血圧（最低血圧）の差が大きい場合にみられ，大動脈弁閉鎖不全症で最もはっきり現れる．

②遅脈

脈拍の立ち上がりが大きく触れるものをいい，収縮期血圧と拡張期血圧の差が小さい場合にみられ，大動脈弁狭窄症で認められる．

(3) 脈拍の緊張度・硬さ

①硬脈

動脈を指で圧迫したときの脈の緊張度が強いものをいう．

②軟脈

緊張度が弱いものをいう．収縮期血圧と平行する．

(4) 脈拍の左右・上下肢の差

左右の橈骨動脈を両手で同時に触知した場合，どちらかの脈が弱くなったり触知されなかったりする場合がある．大動脈炎症群（脈なし病），解離性大動脈瘤，動脈閉塞性疾患，血栓塞栓症等による動脈の狭窄あるいは完全な閉塞により起こる．また，大動脈狭窄では，下肢の脈拍は上肢に比べて触知されにくい．

3 呼吸

呼吸とは，生命活動に必要な酸素を大気中から肺を通して取り入れて体内に送り，生命活動の結果で産出された二酸化炭素を，肺を通して体外に排出する一連のガス交換の流れをさす．肺だけでなく気道や呼吸中枢，胸郭，横隔膜，呼吸筋，肺循環等も影響する．呼吸の観察にあたっては回数，深さ等だけでなく，患者の胸部や腹部の動き，姿勢，顔色等にも注意を払う必要がある．

経皮的動脈血酸素飽和度（SpO_2：saturation of percutaneous oxygen/血液中のヘモグロビンのうち，実際に酸素を運んでいるヘモグロビンの比率）は，血中にどのくらい酸素が含まれているかの指標で，パルスオキシメータにより経皮的に測定する（基準値95～100％）．動脈血の酸素飽和度の実測値はSaO_2（saturation artery oxygen）という．

1）呼吸の数と深さ

安静時の呼吸は，身体に異常がなければ無意識のうちに規則正しく一定の深さと長さをもって行われている．呼吸数は，体温，気温，興奮によって左右され，入浴後，運動後，発熱後，気道閉塞等ガス交換が十分行われない場合には多くなる．また，呼吸器疾患，心疾患，貧血等があるときや，体力が衰弱した状態のときには呼吸数が増えることもある．反対に，呼吸中枢を抑制させる抗不安薬や催眠鎮静薬，鎮痛薬の服用で，呼吸数は減少する．

健康人の安静時の呼吸数の正常値には幅があり，通常成人では12～20回/分である．年代により差がある（表3-3）．

表3-3　年代別による正常呼吸数の目安

新生児	30～50回/分
小児	20～30回/分
成人	12～20回/分

2）呼吸の型

（1）胸式呼吸

おもに肋間筋（ろっかんきん）の収縮，弛緩によって行われる呼吸で，小児，女性，妊婦，腹水貯留患者等に多い．

（2）腹式呼吸

おもに横隔膜の上下運動によって行われる呼吸で，男性，肺炎・胸膜炎患者等に多い．

（3）胸腹式呼吸

胸式呼吸，腹式呼吸の混合による呼吸で，大部分の成人はこの型である．

3）呼吸の異常（数・深さ・周期性・努力性）

（1）頻呼吸

呼吸の深さは正常でほとんど変化がないが，呼吸数が増えるもので，成人では25回/分以上の場合をいう．

（2）徐呼吸

呼吸の深さにはほとんど変化がないが，呼吸数が減るもので，成人では9回/分以下の場合をいう．

（3）過呼吸

呼吸数は変わらないが深さが増加するもので，甲状腺機能亢進症，貧血，運動直後にみられる．

（4）減呼吸

呼吸数は変わらないが1回の換気量が増加したもので，呼吸筋麻痺，催眠鎮静薬使用時，睡眠時にみられる．

（5）無呼吸

自発呼吸が，一過性に息を吐いた状態で停止するもので，睡眠時無呼吸症候群等にみられる．

（6）多呼吸

回数と換気量が増加したもので，過換気症候群等にみられる．

（7）少呼吸

回数と換気量が減少したもので，重篤時や臨終時にみられる．

（8）失調性呼吸

回数と換気量が全く不規則のもので，重症な中枢神経障害にみられる．

(9) Obstructive呼吸

呼気時間が異常に長く慢性閉塞性肺疾患（COPD）にみられる．

(10) チェーン‐ストークス呼吸

無呼吸状態（数秒～30秒くらい）から浅く数の少ない呼吸を始め，しだいに深い多呼吸となりふたたび呼吸が浅くなり無呼吸状態になることを繰り返すものをいう．臨終時にみられることがある．

(11) ビオー呼吸

深さが一定しない呼吸と無呼吸が不規則に交互に現れるものをいう．髄膜炎，延髄の疾患等でみられる．

(12) クスマウル呼吸

深くゆっくりとした規則的な呼吸が発作性にみられるものをいう．脳器質の障害時にみられる．

(13) 呼吸困難

過呼吸で呼吸運動を非常に努力して行っているものをいう．

(14) 鼻翼呼吸

呼吸困難が著しく鼻翼が動き喉頭を下に大きく動かすようなものをいう．重篤な呼吸不全にみられる．

(15) 下顎呼吸

呼吸困難が著しくなり下顎が動くものをいう．重篤な呼吸不全や臨終時にみられることがある．

(16) 起坐呼吸

臥位で肺にうっ血を起こし苦しくなって，上体を起こして呼吸しているものをいう．心疾患にみられることがある．

(17) 陥没呼吸

胸腔内が強い陰圧になるため，吸気時に胸部がへこむものをいう．新生児の突発性呼吸窮迫（きゅうはく）症候群（IRDS）にみられる．

4 血圧

血圧とは，心臓が全身に血液を送り出す力で，左心室の収縮によって起こる圧力が，大動脈を通して全身の動脈の血管壁に影響を及ぼす圧力のことをいう．一般的に，心臓にいちばん近い動脈で測定しやすいことから，左または右の上腕動脈での測定を血圧とよんでいる．

1）収縮期血圧と拡張期血圧

血圧は，左心室の収縮が最大になったとき，血管壁に対する圧力は最高となる．このときを収縮期血圧（最高血圧や最大血圧）という．また，左心室の収縮が終わり内圧も

表3-4　**成人における血圧値の分類**

分　類	診察室血圧（mmHg）			家庭血圧（mmHg）		
	収縮期血圧		拡張期血圧	収縮期血圧		拡張期血圧
正常血圧	<120	かつ	<80	<115	かつ	<75
正常高値血圧	120 - 129	かつ	<80	115 - 124	かつ	<75
高値血圧	130 - 139	かつ／または	80 - 89	125 - 134	かつ／または	75 - 84
Ⅰ度高血圧	140 - 159	かつ／または	90 - 99	135 - 144	かつ／または	85 - 89
Ⅱ度高血圧	160 - 179	かつ／または	100 - 109	145 - 159	かつ／または	90 - 99
Ⅲ度高血圧	≧180	かつ／または	≧110	≧160	かつ／または	≧100
（孤立性）収縮期高血圧	≧140	かつ	<90	≧135	かつ	<85

（日本高血圧学会高血圧治療ガイドライン作成委員会編．高血圧治療ガイドライン2019．p.18より許諾を得て転載）

低下することによって，血管壁に対する圧力は最低になる．このときを拡張期血圧（最低血圧や最小血圧）という．

2）脈圧

収縮期血圧と拡張期血圧との差を，脈圧という．基準値は約40～60mmHg．また，脈圧の1/3の値を拡張期血圧に加えたものが，平均血圧である．

3）血圧の異常

（1）高血圧

血圧が高いと，血管壁に内側からかかる圧力が通常より大きいことで，血管壁に悪い影響を与えることになり多くの疾患の引き金になる．血圧の基準値は，日本高血圧学会の示す高血圧治療ガイドラインでは，診察室血圧において収縮期血圧が140mmHg以上，あるいは拡張期血圧が90mmHg以上の場合は高血圧である．どちらか一方でも超えれば高血圧と診断される．正常値は，診察室血圧において収縮期血圧が120mmHg未満，拡張期血圧が80mmHg未満である（表3-4）．

高血圧の原因は大きく本態性高血圧と二次性高血圧に大別される．ほとんど（80～90%）が原因不明の本態性高血圧である．二次性高血圧は，腎臓，副腎，内分泌，心臓等の基礎疾患に関わったものである．

（2）低血圧

全身動脈圧の低下を低血圧という．低血圧の明確な定義はないが，収縮期血圧100mmHg以下を指し，拡張期血圧は通常考慮しない．低血圧の基準を満たしていても，愁訴や症状のない場合は体質性低血圧として区別され，病気とはみなされない．また，いろいろな病態や疾患（出血，ショック状態，自律神経失調症）で低血圧がみられるので，その鑑別診断は重要である．

II バイタルサインの測定方法

バイタルサインの測定は，患者の基本情報を得るために重要である．患者の苦痛にならないように，同意を得てすばやく的確に行う必要がある．

1 体温測定

1）測定器具

体温測定には，マイクロコンピュータを内蔵した電子体温計と水銀体温計が使用される（図3-5）．

(1) 電子体温計

測定には実測式方法と予測式方法がある．実測式方法は腋窩で10分間以上，口腔内で5分間以上の測定時間が必要である．予測式方法は一定の時間（20秒，30秒，60秒，90秒等，機種により異なる）測定し，体温の上昇を解析し平衡（へいこう）温がどのくらいになるのか予測する．

管理方法における留意点として，電池状態のチェックが必要な機種や水洗いできない

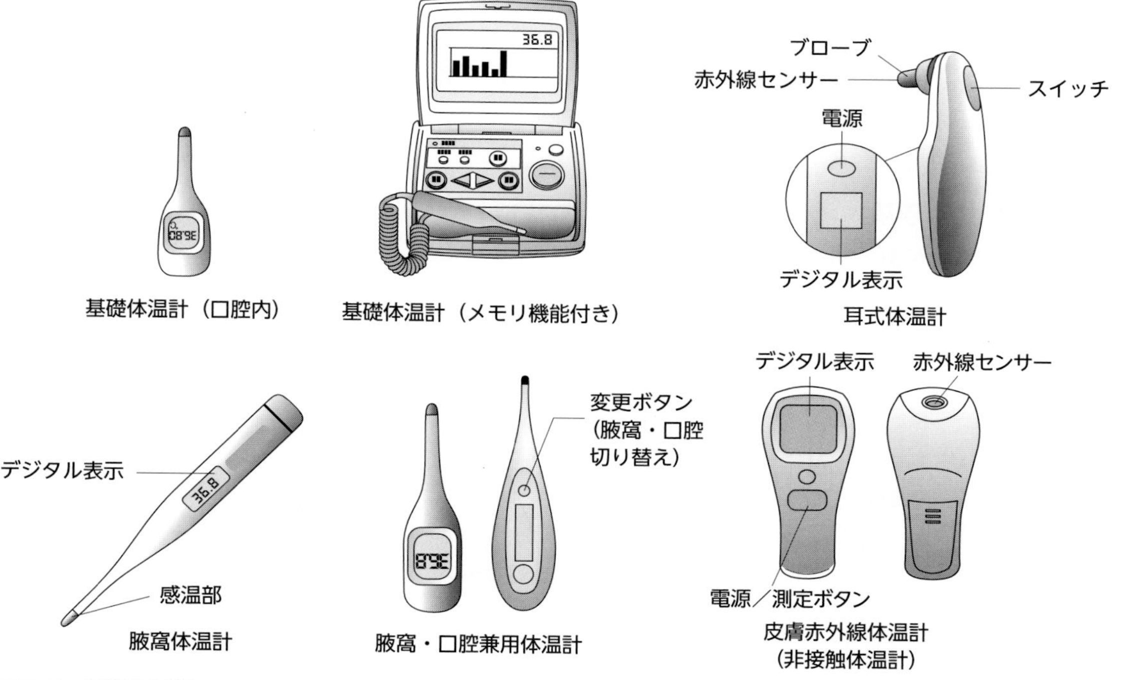

図3-5 各種体温計

ものがあるので取り扱い説明書を確認し，定期的なチェックを行う．

また，近年では新興感染症（新型コロナウイルス感染症等）の感染拡大防止のため，皮膚赤外線体温計である非接触体温計の需要が高まっている．非接触体温計とは，身体から発している赤外線をセンサーで体表面上の皮膚の温度を測定する体温計である．身体に触れずに体温測定が可能であること，衛生的であること，測定時間も非常に短いことから活用されている．

(2) 水銀体温計

水銀をガラス管の中に入れてあり，温度変化により水銀が膨張する性質を利用している．外気温によって変動しにくい．一般的に使用されていたが，破損しやすく，破損時の水銀の処理が問題で，水銀に関する水俣条約および水銀汚染防止法等により特定水銀使用製品の製造・輸出入が2021年1月1日以降，原則禁止された．

2) 腋窩温の測定（図3-6）

(1) 手順

①患者への説明

②体温計の表示の確認

③左右の腋窩温は温度差（0.1℃～0.4℃）がある場合があるため測定は同側が望ましい

④腋窩が発汗していないか確認する（発汗時は拭く）

⑤体温計は，腋窩の前下方から後上方に向かって，腋窩の最深部に先端をあてるようにする

⑥腋窩を閉じさせるため上腕と体幹を密着させる

⑦測定値の記録をする

⑧測定後の体温計を清潔にしておく（アルコール含浸綿での清拭等）

⑨ケースに入れ所定の位置に戻す

⑩手洗い

(2) 注意事項

①麻痺がある場合は健側で行う

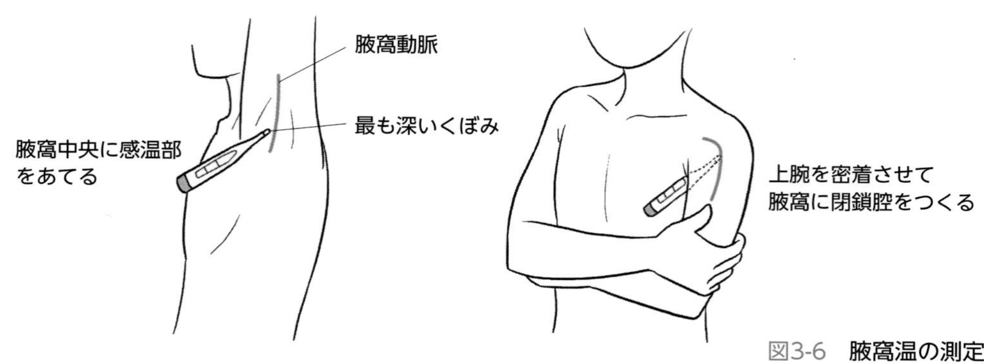

図3-6　腋窩温の測定

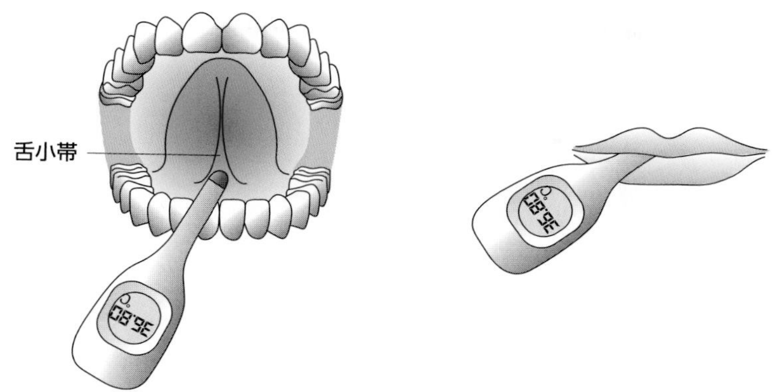

図3-7　**口腔温の測定**
30～40°の角度で，舌小帯を避け，それを中心として分割される左右どちらかの中央に感温部がくるように挿入する

②側臥位の場合は上になった側で行う
③運動・入浴・食事の後30分は検温を避ける

3）口腔温の測定（図3-7）

(1) 手順

①患者への説明
②体温計の表示の確認
③舌下中央部（舌小帯を避ける）に先端をあてるようにする
④口唇を閉じる
⑤測定値の記録をする
⑥測定後の体温計を清潔にしておく（アルコール含浸綿での清拭等）
⑦ケースに入れ所定の位置に戻す
⑧手洗い

(2) 注意事項

①口腔内の病変等のある患者，意識障害，小児には行わない
②冷たいもの熱いものを飲食した後，話した後10分は検温を避ける
③激しい咳・呼吸困難・鼻閉等があり，体温計の保持ができない人には行わない

4）直腸温の測定

おもに新生児（とくに未熟児），乳幼児や手術中の体温管理に使用する．

(1) 手順

①側臥位にし，下肢を曲げて挿入する

(2) 注意事項

①成人では肛門から6～8cm挿入する
②乳幼児では肛門から2～4cm挿入する

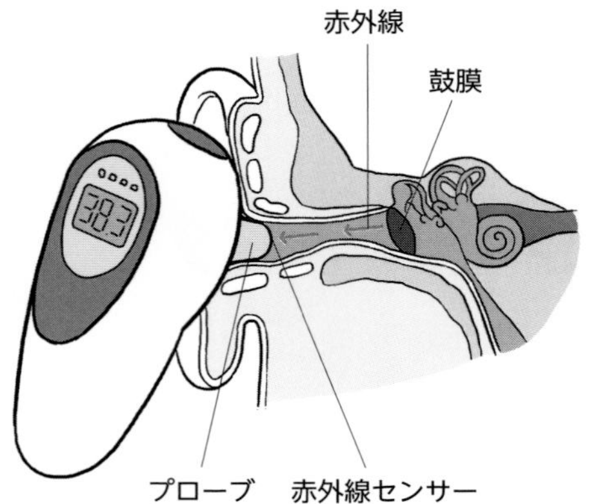

図3-8　鼓膜温の測定

③測定用のプローブは単回使用もしくはディスポーザブルのカバーを装着する

④下痢や便秘の人，肛門に疾患がある人には避ける

5）鼓膜温の測定（図3-8）

(1) 手順

①患者への説明

②体温計の表示の確認

③赤外線測定面を鼓膜に向け外耳道に挿入する

④測定値の記録をする

⑤測定後の体温計を清潔にしておく（アルコール含浸綿での清拭等）

⑥プローブカバーをし，所定の位置に戻す

⑦手洗い

(2) 注意事項

①耳疾患のある患者には使用を避ける

②耳垢を取り除く

③外耳道の解剖を理解し，挿入時は耳介上部を後方斜めに少し引っ張るとよい

④水泳，入浴後は避ける

6）皮膚赤外線体温計（非接触体温計）

皮膚上のある部位（額やこめかみ等）の赤外線放射量を測定して同部位の温度を推定し，腋窩・口腔・直腸温へ換算して表示する（機種により，皮膚測定部位や換算する表示体温が異なる場合がある）．

(1) 手順

①測定の前，非接触体温計を15～30分ほど環境温度になじませる

②患者への説明

③体温計の表示の確認

④赤外線測定面を皮膚測定部位に向け測定する

⑤測定値の記録をする

(2) 注意事項

①測定部位を額で行うのは，額は発熱や体温変化に敏感に反応し，血流量が多く身体の深部体温を反映するからである

②赤外線量を体温に換算するため周囲環境の影響を受けやすく，使用環境・方法により正しく測定できないことがある

③飲食後や運動後，入浴後，外出からの帰宅後は15～30分ほど待ち測定する

④屋外での使用，冷・暖房の風に直接あたらないように測定する

⑤汗や毛髪，化粧品等で測定部位が覆われていると誤差の原因になる

⑥測定部位と非接触体温計を離しすぎると，体温が低くなる場合がある（測定距離は1～5cm程度）

⑦使用する前に付属の取り扱い説明書をよく読む（測定部位の確認等）

2 脈拍測定（図3-9）

脈拍は，橈骨動脈，総頸動脈，上腕動脈，大腿動脈，足背動脈，後脛骨動脈等で触知できるが通常は橈骨動脈の橈骨手根関節から1～2横指肘関節側で触診する．

(1) 手順

①患者への説明

②示指（ひとさし指），中指，環指（薬指）の指腹を動脈にそって並べてあてる

③3本の指に動脈の拍動が触知できるように，加える力を加減する

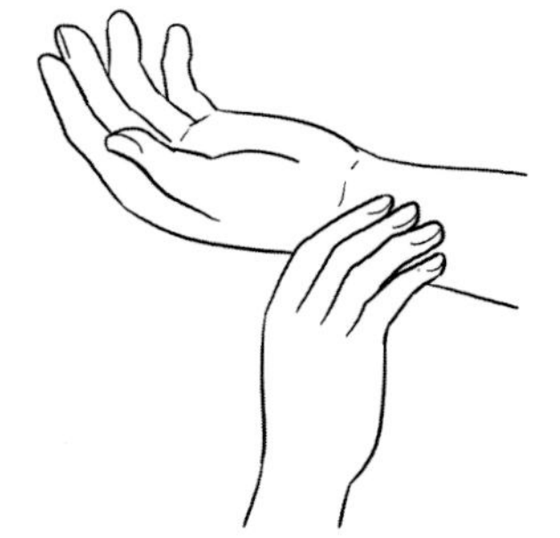

橈骨動脈の触診

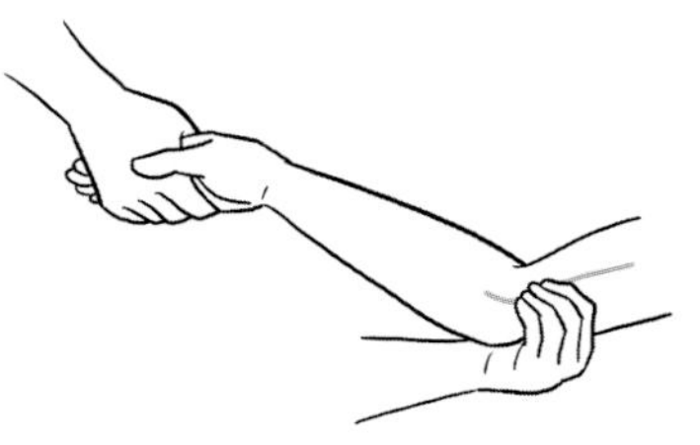

上腕動脈の触診

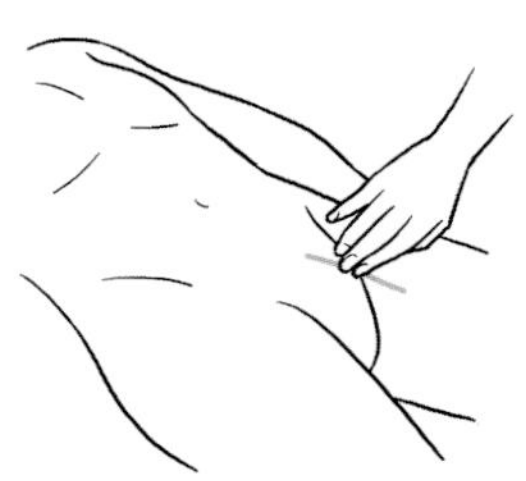

大腿動脈の触診

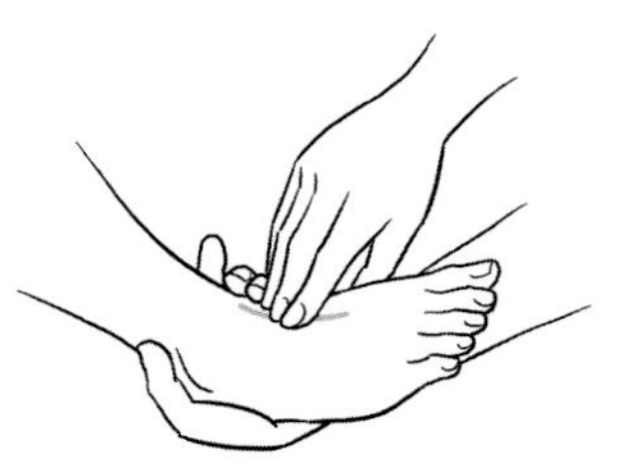

足背動脈の触診

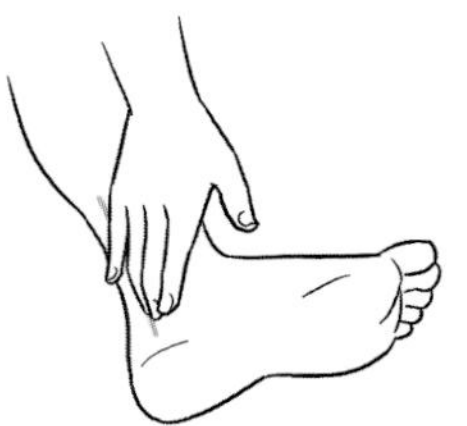

後脛骨動脈の触診

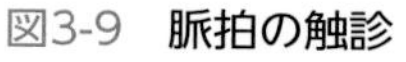

図3-9 脈拍の触診

④1分間測定し，脈拍数，リズム，脈の性状等を観察する

⑤測定値の記録をする

⑥手洗い

(2) 注意事項

①観察者の手指が冷たいまま患者に触れないようにする

②初めて観察するときは両手で左右の橈骨動脈を触知する

3 呼吸測定

(1) 手順

①脈拍を触知しているようにして観察する等工夫する

②呼吸数・型，深さ等の性状を観察する

③測定値の記録をする

(2) 注意事項

①患者に呼吸測定を意識させないように測定する

②患者が意識的に呼吸を変化させていないか確認する

4 経皮的動脈血酸素飽和度（SpO_2）測定

パルスオキシメータ（図3-10）を用いて測定する．

(1) 手順

①患者への説明

②機器（クリップ部）を開くと電源は自動で入る（電源ボタンを押すことが必要な機種もある）

③（指先がフィンガーフォルダ内のガイドに触れるまで）指を挿入し挟む

④測定値の記録をする

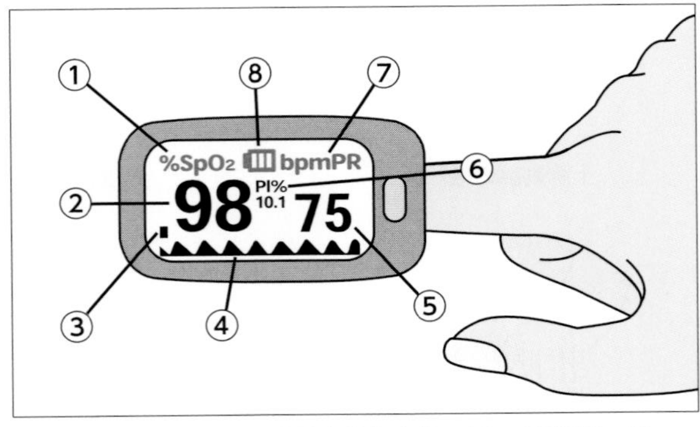

①酸素飽和度の単位%　②酸素飽和度(SpO_2)　③脈波レベル
④脈波波形　⑤脈拍数(PR)　⑥灌流指数(PI)
⑦脈拍数の単位(bpm)　⑧電池残量

図3-10　パルスオキシメータ

⑤測定後のパルスオキシメータを清潔にしておく（アルコール含浸綿での清拭等）
⑥手洗い

(2) 注意事項

①測定の結果，$SpO_2$95％未満の場合は直ちに医師へ報告する
②指をまっすぐ奥まで差し込む
③指を差し込み，脈拍が安定する20～30秒後の数値を測定する
④マスク着用のままの測定では測定値が低くなることがある
⑤マニキュアをつけたまま，また強い貧血等も正確に測定できないことがある
⑥指先が冷えていると測定値が低く表示されたり，表示されないことがある．指先を温めて再測定する
⑦測定値を脈拍数（bpmPR）と間違えない
⑧長時間挟み続けていると発光部LEDでの低温火傷の可能性がある
⑨どの指でも測定可能である

5 血圧測定

1）血圧計の構造と種類（図3-11）

血圧測定には観血的血圧測定法（直接法）と非観血的血圧測定法（間接法）があるが，ここでは非観血的血圧測定法について述べる．

血圧計の仕組みには聴診法（コロトコフ法）とオシロメトリック法に大別される．

聴診法とは圧迫により動脈内の血流をいったん遮断し，徐々に圧迫を解除したときに心臓の拍動に合わせて生じる断続的な血流の特徴的な音（コロトコフ音）をとらえる方法で，アネロイド式血圧計や水銀レス血圧計を用いて測定する．初診等で血圧の参考（通常）の測定値が不明な場合は触診法でおおよその値を得て，聴診法で測定する．

オシロメトリック法とは，心拍動に伴って発生する血管壁の振動を反映した脈波の振幅をとらえる方法で，電子血圧計を用いて測定する．他にも腕を差し入れるだけで計測できる全自動血圧計等もこの方式を用いて測定しているものが多い．

2）血圧測定の手順とポイント（図3-12）

(1) 手順

測定部位は一般的に上腕動脈であるため，ここでは上腕動脈による測定法の触診法と聴診法を述べる．

〈アネロイド式血圧計を用いた触診法〉

①患者への説明
②環境（室温20～25℃等），体位等を整え，安静状態にする
③血圧計を安定した場所に置く（水銀レス血圧計は水平に置く）
④上腕を圧迫しないように袖をまくり上げる．圧迫するようなら片袖を脱ぐ

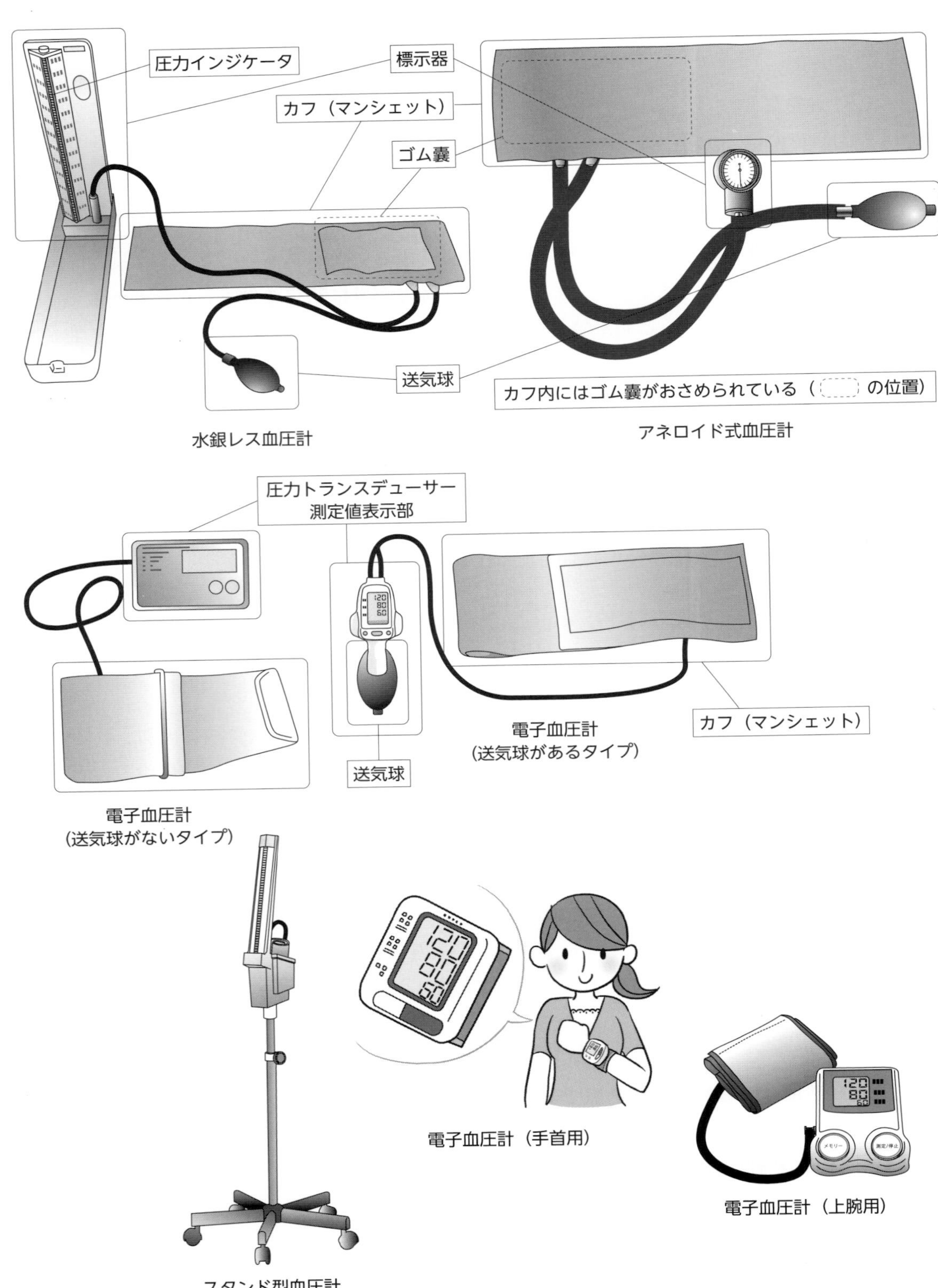

図3-11　血圧計の構造と種類

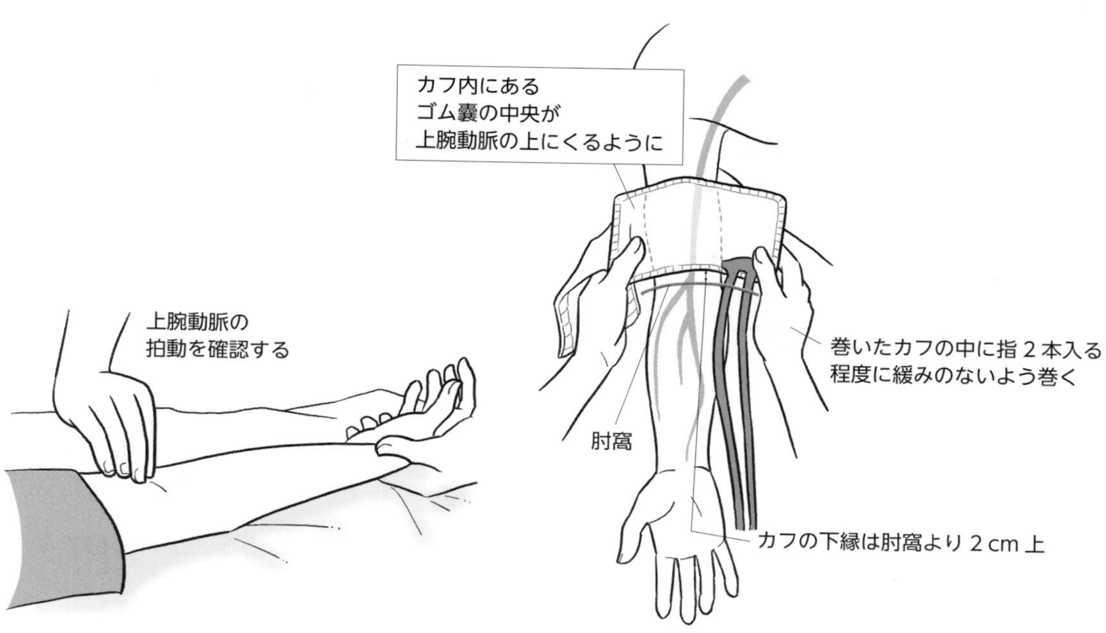

図3-12　血圧測定の手順，ポイント

⑤肘窩部で上腕動脈を触診し，上腕にカフ（マンシェット）を巻く．カフ（マンシェット）内のゴム嚢中央が上腕動脈の上にくるようにして，上腕にカフ（マンシェット）を巻き，下縁を肘窩の2cm上になるように巻く．巻いたカフ（マンシェット）の中に指が2本入る程度の巻きあがりとする

⑥カフ（マンシェット）を巻いた上腕が心臓の高さとほぼ同じになるように体位を整える．

⑦橈骨動脈または上腕動脈の脈拍を触知しながら，カフ（マンシェット）内のゴム嚢に送気球から空気を入れ送気・加圧する

⑧送気球をもつ反対の手の第2～4指で，橈骨動脈または上腕動脈の拍動を触診し，脈が触れなくなった時点より30～40mmHg送気・加圧する

⑨少しずつ送気球の開閉ねじを回し排気し，拍動が触れ始めたときの値を収縮期血圧とする

⑩送気球の開閉ねじを全開にし，ゴム嚢内の空気を排出する

⑪カフ（マンシェット）を外す

⑫患者の衣服を整え，可能な範囲で測定値を説明する

⑬測定値の記録をする

⑭手洗い

〈アネロイド式血圧計を用いた聴診法〉

①～⑥は触診法と同様に行う

⑦外耳道と聴診器のイヤーピースの向きを確認してイヤーピースを装着し，上腕動脈の脈拍を触知し拍動が最も触れる部位にチェストピースをあて，コロトコフ音を明確にとらえ正確な血圧を測定する

⑧予測される収縮期血圧より30～40mmHg（160～200mmHg）程度にカフ（マンシェット）を送気・加圧し，少しずつ送気球の開閉ねじを回し排気する

⑨ゆっくり圧力を下降させ，コロトコフ（拍動）音が聴こえ始めた時点の値を収縮期血圧，続いて拍動音が聴こえなくなった時点の値を拡張期血圧とする

以降は触診法⑩～⑭と同様に行う

(2) 注意事項

①カフ（マンシェット）の幅が広いと弱い圧迫でも動脈を圧迫できるので収縮期血圧の値が低く測定され，幅が狭いと強い圧迫でなければ動脈を圧迫できないので高く測定される

②血液は重力による影響を受け，血圧は心臓より高い位置では低く，低い部位では高くなる

③巻き方がゆるいと実際の値より高い値になり，きつく巻きすぎると低い測定値となる

④聴診法において，特にカフ（マンシェット）の下端を肘窩より2cm上程度にするのは，聴診器のチェストピースを上腕動脈の真上に当てるため，また，触診法の指をあてるスペースを確保するためである

⑤カフ（マンシェット）は腕の太さに合わせて巻き，均等に動脈が圧迫されるようにする

⑥両腕の血圧は8～10mmHgの左右差があるので，継続して測定する場合は同じ側で測定する

⑦血圧は，心理状態，食事摂取，労働，喫煙，飲酒，疼痛，尿意等の要因によっても影響されるので，留意して測定する

⑧JIS規格においてカフ（マンシェット）幅は表3-5のように定めている

表3-5 マンシェットの幅（JIS規格）

対　象	マンシェットの幅
成人（上腕用）	14cm
成人（下肢用）	18cm
9歳～	12cm
6～9歳未満	9cm
3～6歳未満	7cm
3カ月～3歳未満	5cm
生後3カ月未満	3cm

Ⅲ 患者とのコミュニケーション

人間は社会のなかで他人との関わりをもって生活している．人間関係の成立の基本となるものがコミュニケーションである．人と人との間において，考えや感情，態度，行動等を伝達し合うことがコミュニケーションであるといえる．

コミュニケーションの語源は，「伝える，分かち合う，あるいは共有する」という意味のラテン語，communicareである．

ウェブスター辞典では，「話すこと，しぐさ，書くこと等によって，情報や信号やメッセージを与えること，あるいは与えたり受け取ったりすること」とあり，コミュニケーションは知覚や感情，意志等のメッセージを言語，文字，身振り等各種の媒体によって，送り手から受け手に伝達されることによって成立する．

送り手がメッセージを伝達し，受け手がそのメッセージを送り手に返す．両者のメッセージの伝達が繰り返され，メッセージの伝達は相互に作用する．こうした交流によってメッセージの内容を理解し合うことがコミュニケーションといえる．

コミュニケーションは，社会生活を営む人間同士の間で行われ，それによって人間生活が営まれて，人間関係がつくられ，そのネットワークで家庭や社会生活が営まれる．

1 コミュニケーションの種類

コミュニケーションは大きく，言語的コミュニケーション，非言語的コミュニケーションの2つに分けられる．

1）言語的コミュニケーション

人間社会の特徴は言語というコミュニケーション手段をもっていることである．言語的コミュニケーションは，言葉を用いて話すことと言葉を媒介にするという意味から，書くこと等が含まれる．

言葉の理解には，知的な認識力が関与する．また，一つひとつの言葉のもつ意味は，すべての人の理解が全く同じとは限らない．同じ言葉を使っても，個人の生活体験や世代によって言葉の意味している事柄が異なることがある．

〈言語的コミュニケーションの例〉

- 話し言葉，文字（文字盤），手紙

2）非言語的コミュニケーション

英語のverbalは，“言葉”という意味であるからnonverbal communicationは言葉以外のコミュニケーションということになる．言葉を媒介しないコミュニケーション手段である．人間は，自分の考えていることや感情等すべてを言葉にして話すわけではない．非言語的コミュニケーションは，言語的コミュニケーションの代わりをしたり，補ったりする役割を果たしている．人のしぐさは，言葉以上に気持ちが現れるといわれている．

〈非言語的コミュニケーションの例〉

- 言葉を使う際の意味を明らかにすること等に関与：抑揚，リズム，間
- 言葉への補足への関与：声の調子，声の使い方（音声，声の高低，声の強弱），スピード
- 感情の表現や言葉を補うことへの関与：ボディ・ランゲージ（顔の表情，ジェスチャー，タッチング）
- 相手との位置関係への関与：距離，位置関係
- 行為そのものへの関与：歩く，食べる，飲む，食事の世話
- 話している人の外観：服装，ヘアスタイル，化粧，装飾品，香り

2 コミュニケーションの構成要素（図3-13）

コミュニケーションは，①送り手（話し手），②メッセージ，③伝達経路，④受け手（聞き手），⑤フィードバック，で構成されている一連の過程である．

コミュニケーションは，相互関係のプロセスであり，一方通行ではない．プロセスは循環し，フィードバックが新たな刺激となり，繰り返される．

①送り手（話し手）：メッセージを受け手に伝えようとする人．1対1のコミュニケーションでは，その役割は受け手と順次交代し，お互いに送り手の役割を果たす．

②メッセージ：送り手が受け手に伝達する内容であり，送り手の考え，感情，体験を言葉での表現（言語的メッセージ）と言葉以外の表現（非言語的メッセージ；表情や声の調子，身振り・手振り）を組み合わせて用いられる．

③伝達経路：メッセージを伝達する道筋を指す．伝達経路としては，人間の五感（視覚，聴覚，触覚，臭覚，味覚）すべてを経路とする．

④受け手（聞き手）：送り手から送られてくるメッセージを受容し，自己の思考や経験，

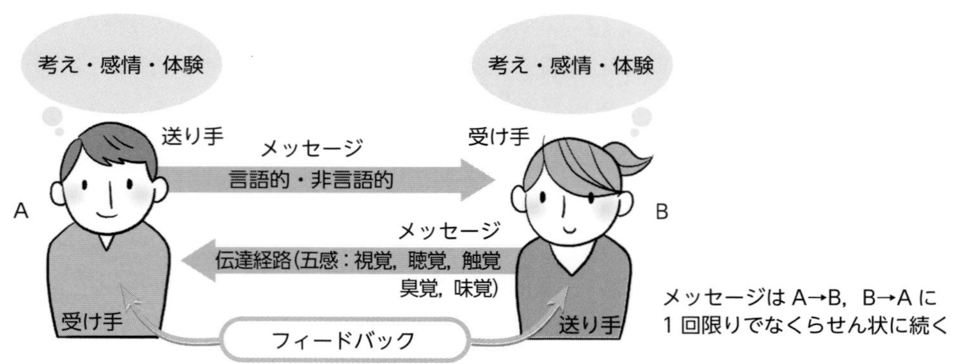

図3-13　コミュニケーションの構成要素
(大森武子ほか著．仲間とみがく看護のコミュニケーションセンス．医歯薬出版，2010をもとに作成)

感情等に基づいて解釈し，送り手のメッセージ内容を知覚する．受けとめた内容から次には送り手となる．

⑤フィードバック：メッセージの意図する内容が送り手と受け手の間で共有されたかどうか認識する方法である．

3 コミュニケーションを阻害する因子[2)]

(1) 態度に関する因子

- 相手に対して否定的な態度を示す
- 先入観や偏見で相手の話を聞く
- あやふやな態度をとる
- 相手の価値観や信念を認めようとしない
- 自分の主張を押し付ける

(2) 表現に関する因子

- 表現力の乏しさや伝達の不慣れ
- 乱暴な言葉遣い
- 聞き取り方のまずさ

(3) 環境・時間に関する因子

- 不適当な環境，部屋の構造，騒音，プライバシー，向き合う距離，位置関係
- 時間の制限に無関心

(4) 話題・介入に関する因子

- プライベートな話題
- 第三者介入

(5) その他

- 体調
- 生理的作用（空腹感，眠気，尿意等）

IV 患者への支援

患者に接する場合は疾患の違いのみにとらわれず，小児や高齢者等，対象となる患者の年齢によっても対応や接し方を考えなければならない．さらに身体障害者や知的障害者への対応にあたっては，特別な配慮が必要である．

また患者に接するときは常に患者と同じ高さの目線で接し，ベッドに寝ている患者を見下ろしながら話すようなことは避けなければならない（図3-14）．

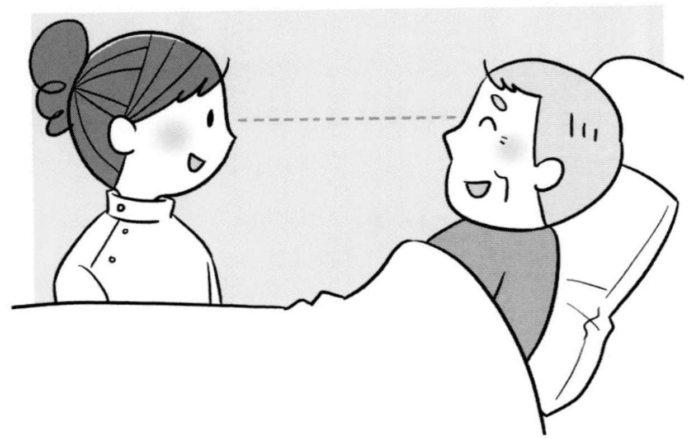

図3-14　**患者への接し方**
患者とは同じ高さの目線で接する

1 小児への接し方

低年齢の患児は，治療の必要性を理解するのが難しいことが多く，保護者の協力は欠かせない．保護者への指導と教育，保護者との信頼関係ができていなければ，小児の看護は非常に困難となる．また，小児は日々発達，発育しているので，そのことをよく理解して接することも大切である．

〈看護のポイント〉

- 小児の特性（発達・発育段階を十分理解する）
- 不安感や恐怖心を与えない
- 患児の安全を確保し，事故防止に配慮する
- 治療時間はできるだけ短くする
- 患児との良好な意思疎通を図る

2 高齢者への接し方

高齢者の場合，健康そうにみえる人でも，脳血管障害，心疾患，糖尿病等の疾患を有していることが少なくない．また，高齢者は身体各部の機能低下や抵抗力の減退をきたしていることが多い．フレイルとは，加齢により心身が老い衰えた状態のことであり，口腔の機能低下はオーラルフレイルと表現し，口腔に現れる虚弱を意味する．症状としては滑舌低下，わずかなむせや食べこぼし，かめない食品の増加，その前段階として口腔リテラシーの低下で生じた歯周病や齲蝕による歯の喪失があげられる[3]．

口腔機能低下症とは，齲蝕や歯の喪失等，従来の器質的な障害とは異なり，いくつかの口腔機能の低下による複合要因によって現れる病態で（図3-15）[4]，これらのことを理解して接することが大切である．

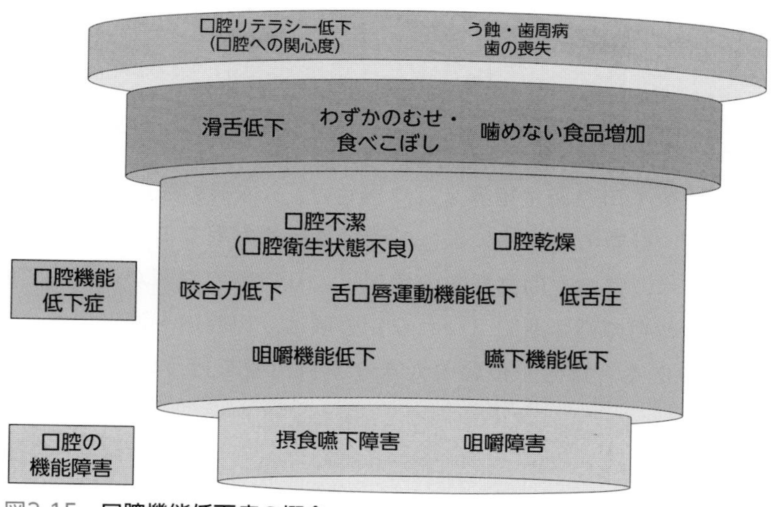

図3-15　**口腔機能低下症の概念**
(口腔機能低下症に関する基本的な考え方．令和2年3月日本歯科医学会)

生理的変化として，唾液分泌の減少，味覚の低下，歯の動揺・喪失（義歯の装着），食欲の低下等がある．

〈看護のポイント〉

- 全身の健康状態および生活習慣を観察し，個人の状況にあった対応をする
- 患者との信頼関係を確立するため言葉遣いや態度に注意する（「おじいちゃん」「おばあちゃん」といわず，姓名で呼ぶ．命令口調，高圧的な態度で話さない．人生の先輩であるという認識をもって接する）

3 障害者への接し方

身体的，精神的，知的な障害がある患者は，通常の治療が受けられない場合が少なくない．歯科疾患に関する相談，予防，治療のみでなく，全身の健康管理や日常生活，社会生活に対しての援助者が大切である．診療室には，車いす，ストレッチャーのまま診療できる設備を用意し，安全性が確保された環境作りが必要である．

〈看護のポイント〉

- 障害の程度を把握し，それに応じた援助をする
- 患者の不安，苦痛や恐怖の内容と程度を把握し，それらをできるだけ取り除くようにして，患者が落ち着いて診療を受けられるようにする
- 事故防止，安全対策を心がける
- 保護者や療育者との信頼関係を保ち，協力を得る

- 全身疾患がある場合は，それらの疾患を理解し全身状態の観察と異常の早期発見に努める

4 妊婦への接し方

妊婦に歯科治療や口腔衛生指導を行う場合は，X線撮影等胎児への影響について配慮する必要がある．妊娠の各時期によって受ける影響も異なるため，各時期に即した対応を行う．妊娠中は，偏食や間食回数の増加により口腔内細菌が増殖して齲蝕になりやすい．とくに妊娠初期の妊娠悪阻（つわり）の頃は，口腔内を清潔に保つことが難しいため注意が必要である．抜歯や侵襲の大きな歯科治療を行うのは，妊娠16～31週の安定期が望ましい．

〈看護のポイント〉

- 妊娠のどの時期であるかを知る
- 妊娠の各時期に適した治療計画を立てる
- 長時間の仰臥位は，胎児への影響があるので注意する．患者の楽な体位を工夫する
- 口腔清掃が十分できているか観察し，必要に応じて指導する
- 食生活について聴き，バランスのとれた栄養および食事時間にするよう指導する
- 患者自身が，歯，歯肉，粘膜等をチェックできるように指導する
- 妊娠の特性を理解し，会話や対応に気を配る（妊婦は内分泌機能の変化により精神的に不安定となることがある）

5 認知症患者への接し方

認知症とは，一度発達した知的機能が脳の器質的障害により広汎に継続的に低下した状態のことである．記憶障害，見当識（時間・場所・人）障害，言語障害，構成障害，注意障害，視覚認知障害，行為障害，実行機能障害等がある．認知機能障害の原因となる認知症性疾患には神経変性疾患（アルツハイマー型認知症等）や脳血管障害（血管性認知症等），その他の原因疾患（正常圧水頭症等）等，多くの種類があり，それぞれ予後や治療法も異なる．それらのことを理解して接する必要がある．

〈看護のポイント〉

- 同じことを何度も繰り返し話をするが，患者は初めて話しているつもりなので，患者が言うことは，何度聞いても初めて聞いたように対応する
- 問いかけに関しては，あいまいな表現は避け，具体的な名詞を使用する
- 思い込みや偏見をもたず，患者のもてる力を把握し対応する
- 優しく接し精神的安定を確保する
- 患者が行った失敗を大げさに扱うことや，人格を否定するような言動をしない

- 認知症は病気であることをしっかり理解し，安定した人間関係を保てるようにする
- 患者家族と良好なコミュニケーションを維持し協力を得る

V 患者の安全と安楽

人は基本的に安全で安楽でありたいと願っている．看護の対象となる患者は，なんらかの障害をもち，日常生活が不自由で，行動制限がある人が多いため，精神的および身体的苦痛を抱えている場合が多い．このような患者に対して，心身両面の苦痛や不快の原因を把握し，適切な処置や援助を行うことが大切である．

1 安楽への援助

患者の訴えに耳を傾け，患者のニーズに合った援助をする．環境を整え心理面での安定感，休息が得られるようにしてから，手術，検査，処置について患者に十分説明し，理解を得ることによって不安の除去に努める．

身体的苦痛に対しては，患者個々に応じた安楽を図り，必要があれば医師の指示で薬物を使用する．同じ体位をとり続けることによる苦痛を緩和するため，医師の許可の範囲で体位変換を行い，運動をするよう指導し援助する．

2 安楽を図るための看護用品 (図3-16)

患者の安楽のための基本的技法は，コミュニケーション・観察・環境・清潔・罨法等があるが，ここでは身体的安楽の基本となる体位を保持するために使用するものを述べる．

①枕：患者の身体を支えることによって，安楽と支持を図る

②円座：産後の会陰部の疼痛緩和等に用いる (図3-16a)

③離被架（りひか）：布団等の掛け物による圧迫や摩擦を避けるために用いられる (図3-16b)

④砂嚢（さのう）：固定や圧迫するために用いられる．使用部位，目的により大きさや重さを選択する (図3-16c)

⑤エアーマット：自動的に圧迫部位を変えることができ，患者に与える苦痛が少ない (図3-16d)

⑥ウレタンフォームマットレス：体圧の分散を図ることができ，寝返りしやすい

⑦アクションパッド：体圧分散を図ることができ，手入れしやすい (図3-16e)

3 安楽な体位の工夫 (図3-17)

姿勢が静止している状態を体位という．基本的な体位には，立位，坐位，臥位がある．患者がどのような姿勢・体位をとっているときも，安全で安楽であるように援助する．

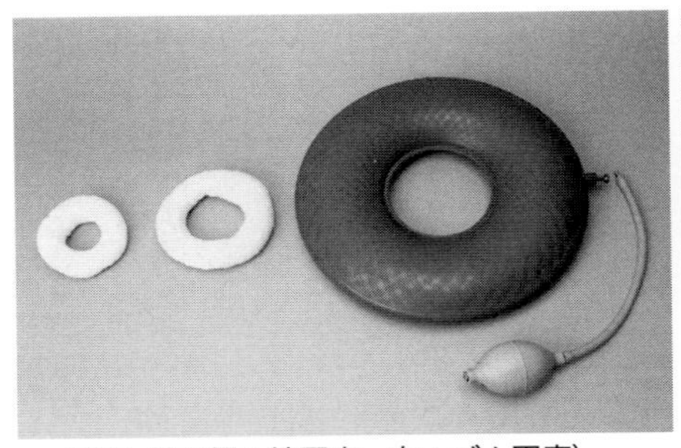

a. 円座（左2個：綿円座，右：ゴム円座）

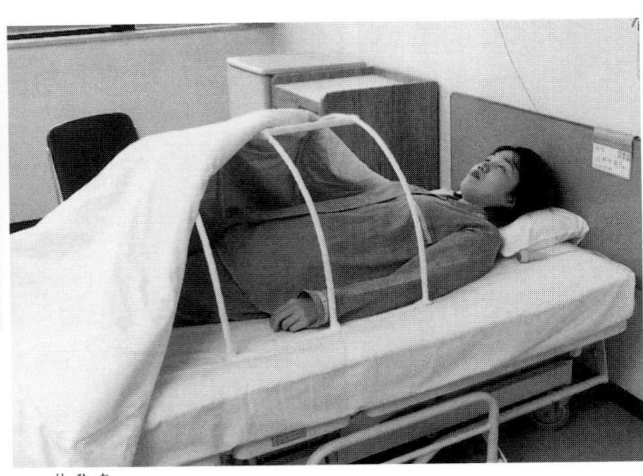

b. 離被架（応用中）

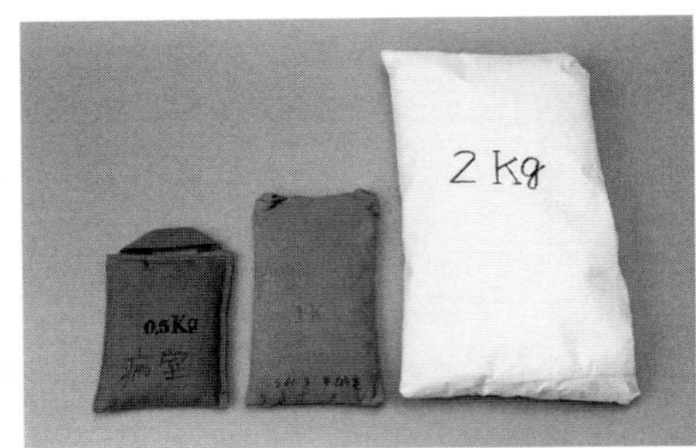

c. 砂嚢

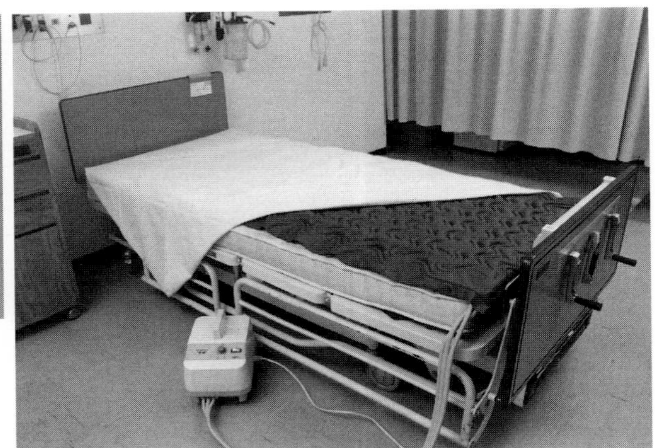

d. エアーマット

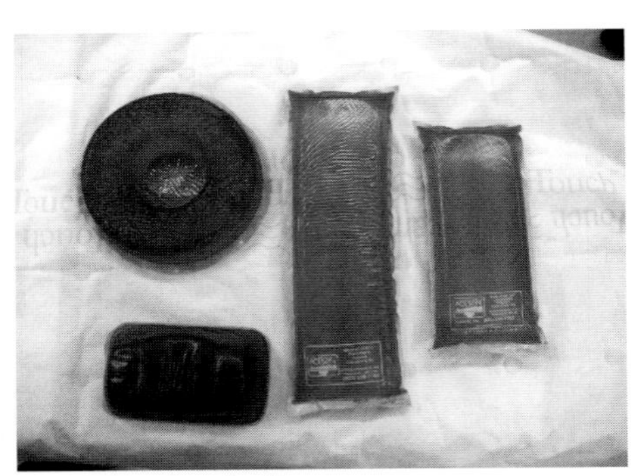

e. アクションパッド

図3-16　安楽を図るための看護用品

1）立位

足底部を基定面として立っている状態である．

2）坐位

座っている状態である．

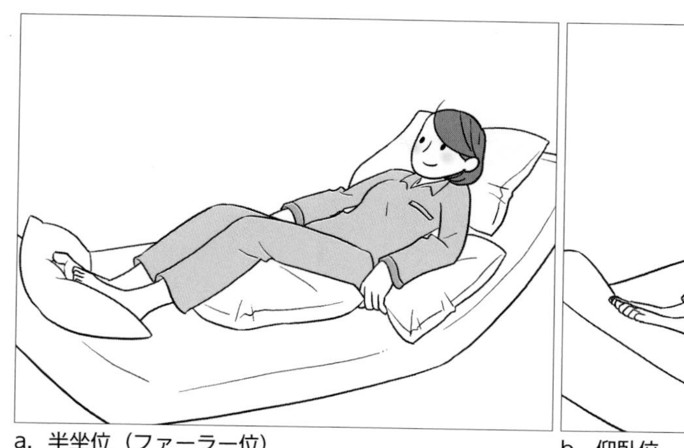

a. 半坐位（ファーラー位）

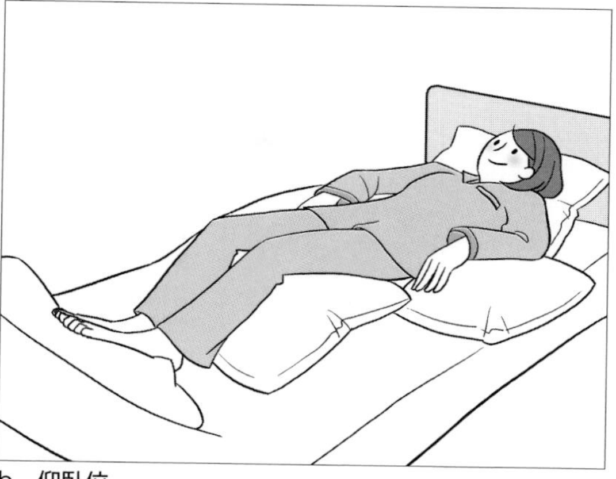

b. 仰臥位

c. 側臥位

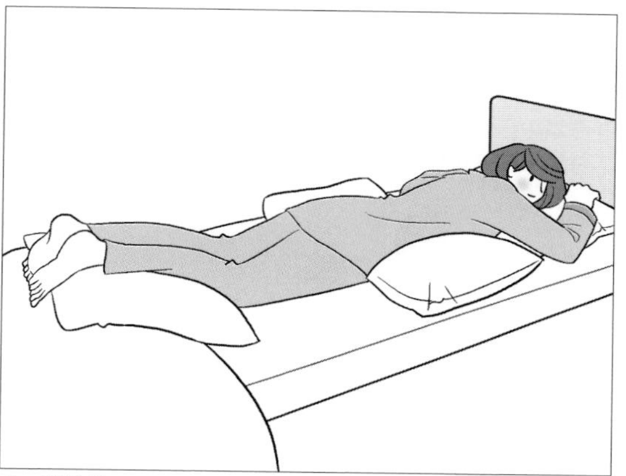

d. 腹臥位

図3-17　**体位**

(1) **半坐位**：上体を15～45度起こした体位（図3-17a）

3）臥位

寝ている状態である．

(1) **仰臥位**：仰向けになって寝た体位（図3-17b）

(2) **側臥位**：左右どちらかの横を向いて寝た体位（図3-17c）

(3) **腹臥位**：うつぶせに寝た体位（図3-17d）

4 体位変換

患者は自分の病気を意識するので，健康人のように体位を無意識のうちに変えることが難しい．また，体位を変えたくても動けない患者も多い．同じ体位をとり続けることによって生じる障害（褥瘡（じょくそう）等）を予防するために，患者の体位変換を計画的に援助する．

患者自身ができるだけ自力で早い時期に体位を変換し，いろいろな姿勢をとれるように導き，寝たきりにならないようにする．自分でまったく動けない患者には，時間を決

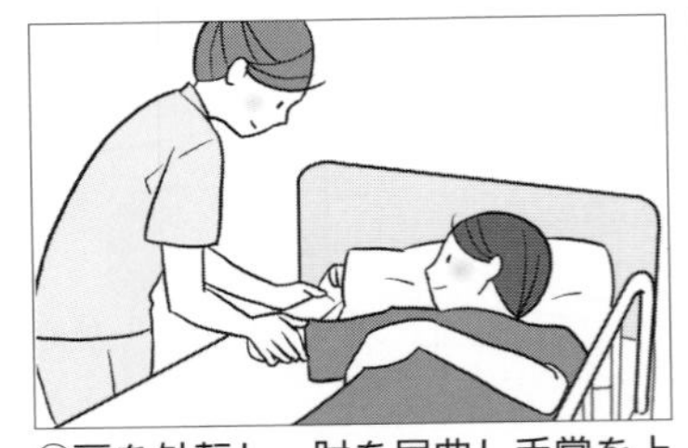
①肩を外転し，肘を屈曲し手掌を上向きに外旋する．

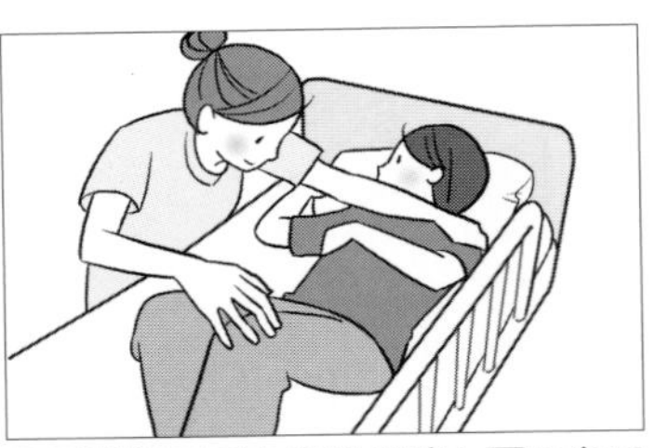
②看護師の手を患者の膝と肩にあてる．

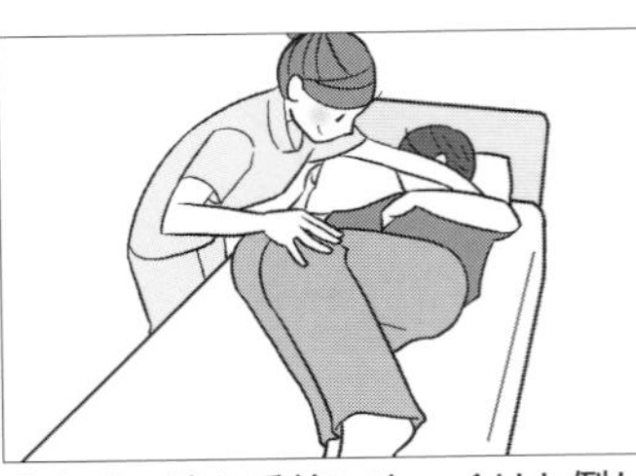
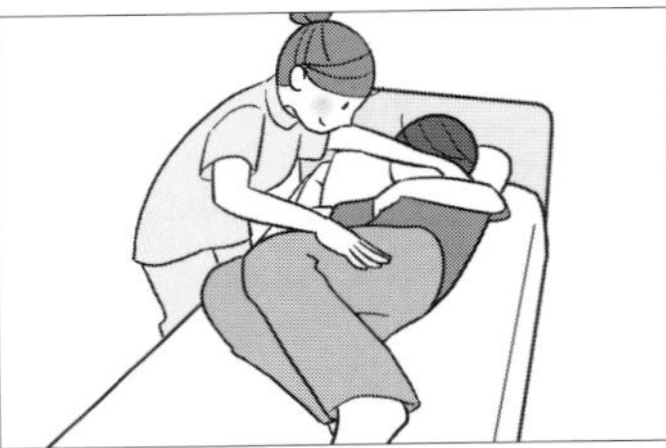
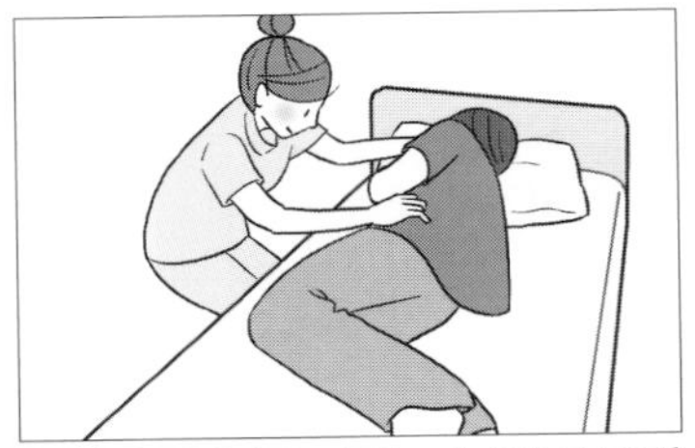
③患者の膝を手前にゆっくりと倒しながら大腿部に沿って手を移動させ腸骨部を支えるようにする．もう片方の手は肩を手前に引き寄せる．

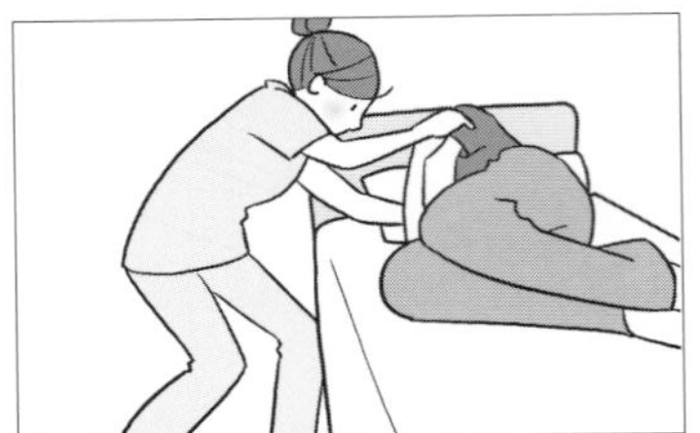
④身体の下側になった肩が圧迫されないように整える．

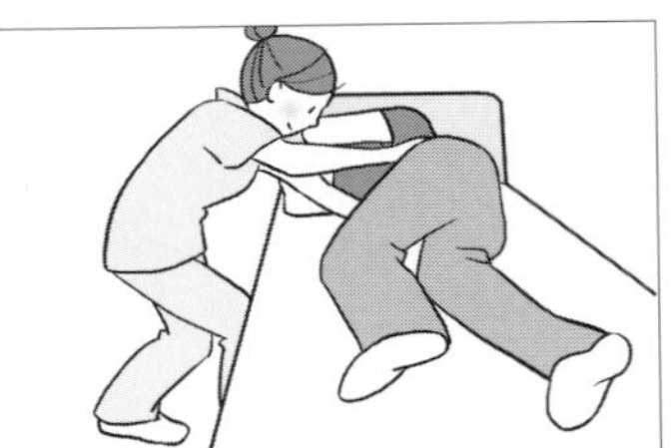
⑤下肢を整え腸骨部を安定させる．

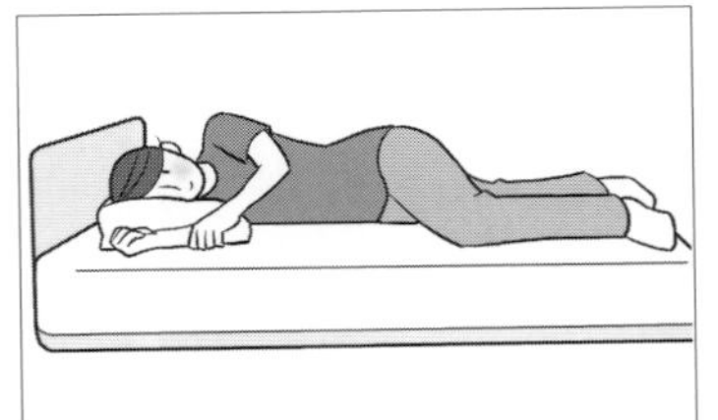
⑤安定した側臥位（ベッド柵をはずした状態）．

図3-18　体位変換の一例
（藤崎　郁ほか編．系統看護学講座専門分野Ⅰ 基礎看護技術Ⅱ 基礎看護学［3］．医学書院，2009をもとに作成）

めて一日に何回も体位変換を行う．

体位変換は，基本的には2時間ごとぐらいに行うのが望ましい．たとえば，仰臥位→右側臥位→左側臥位といった順に実施する．可能であれば半坐位や坐位等にし，患者の目線を変え気分転換を図ったりする．

1）体位変換の手順

(1) 仰臥位から右側臥位への体位変換の一例（図3-18）

①看護者は患者の身体を傷つけたり，痛みが出たりしないように時計等をはずす

②患者に身体を動かすことを説明する

③ベッドのストッパーを確認し，高さを調節してベッドを水平にする

④患者が向く側（右側）に立ちベッド柵と掛け物をはずす（保温に注意）

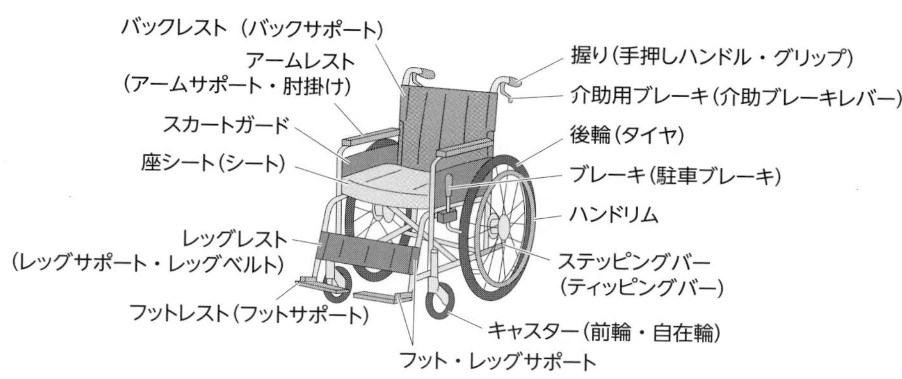

図3-19　**車いす構造と各名称**

⑤患者の顔を右側に向け，下になる（右）患者の腕は肘を曲げ身体から離す．反対側の腕（左）は胸の上で曲げておく
⑥両膝を曲げ，看護者の手を患者の肩と膝にあてる
⑦あてた両手は膝を先に引き，身体の自然な回転に合わせて肩を手前に引き寄せる
⑧患者の腸骨と殿部を支えて下半身を安定した位置にして，身体を整える
⑨身体の下になったほうが圧迫されないように整える
⑩必要に応じて枕等を利用し身体を支える

5 移乗・移送

移乗とは車いす（図3-19）やストレッチャー等への乗り移り動作で，移送とは車いすやストレッチャー等を使用して移動援助を行うことをいう．

1）ベッドから車いすへの移乗の一例（立位保持可能な場合）（図3-20）

準備として車いすの（破損，ブレーキの利き具合，タイヤの空気圧等）点検，移乗スペースの確保，患者の移乗・坐位保持能力の程度を把握し，身なりを整えておく．
①ベッドの高さを患者の足底が床につくよう低くする
②患者を安定した端坐位(患者の両手を殿部斜め後ろで「ハ」の字になるようにつき，肘を伸展させ上体を安定させる)にし，履物をはかせ足底を床にしっかりつける．足の幅は肩幅に広げる
③患者の移動しやすいように車いすのフットレストを上げ，レッグレストは外し，車いすをベッドに対して20～30度の角度（今回は患者の左側に置くこととする）に置き，ブレーキをかける（麻痺がある場合は健側に車いすを置く）
④患者は車いす側の（左）足を少し前方に向ける（動かす）
⑤看護者は患者の前に立ち，車いす側の足を斜め後ろに引き，基底面を広げ，反対の足で患者の（右）足を側面から支える（固定する）

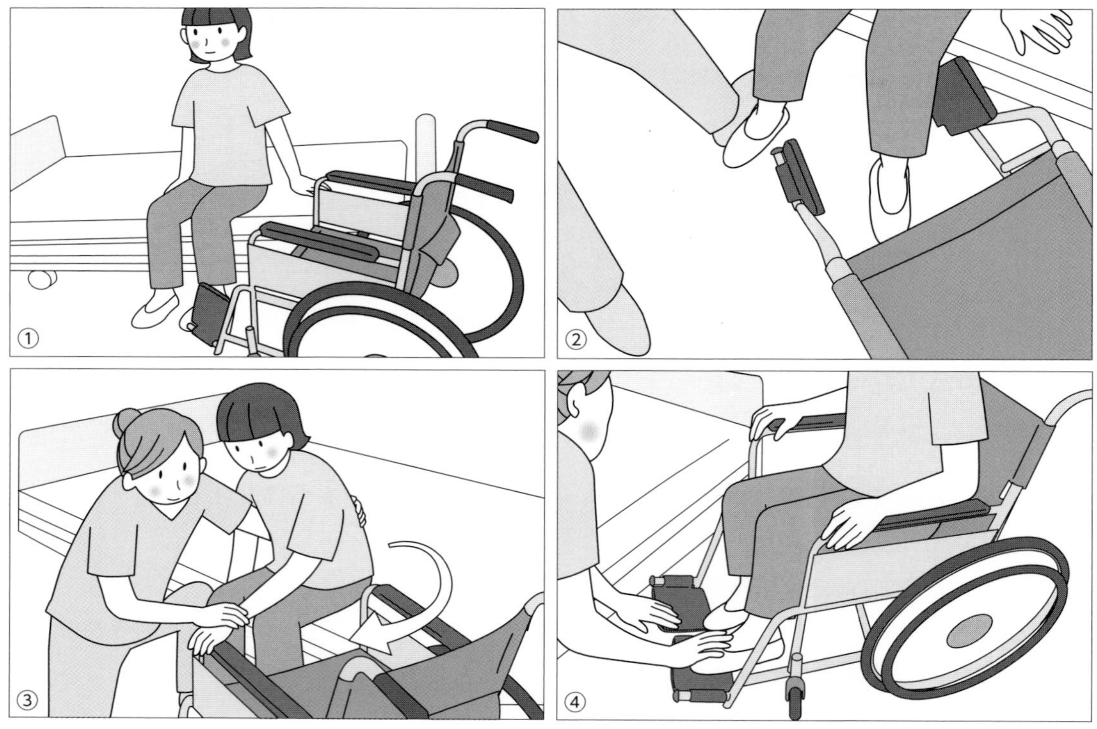

図3-20　車いすへの移乗手順

⑥患者を前傾させ，殿部をアームレストの高さまで浮かせたら，看護者の左手は患者の右脇の下から背部もしくは肩甲骨部にあてる
⑦患者の左手で（車いすに座ったときの）左側のアームレストを保持させる
⑧看護者右手は患者の腰部にあて支えながら向きを変える
⑨座シートに座る
⑩レッグレストを付け，患者の下肢を片方ずつ支えて，フットレストを下げ，足底（下肢）をのせる

VI 栄養と食事

1 食べることの意義

食べるという行動は，病気か健康かを問わず，生命を維持していくために必要であるばかりではなく，毎日の生活のうえでも重要な行動である．口腔疾患や手術による口腔機能の欠損または障害は，食物を摂取するという行動をしばしば制約している．しかし，制約された摂食行動のなかで，“食べる楽しみ”を通して口腔機能の回復を図ったり，

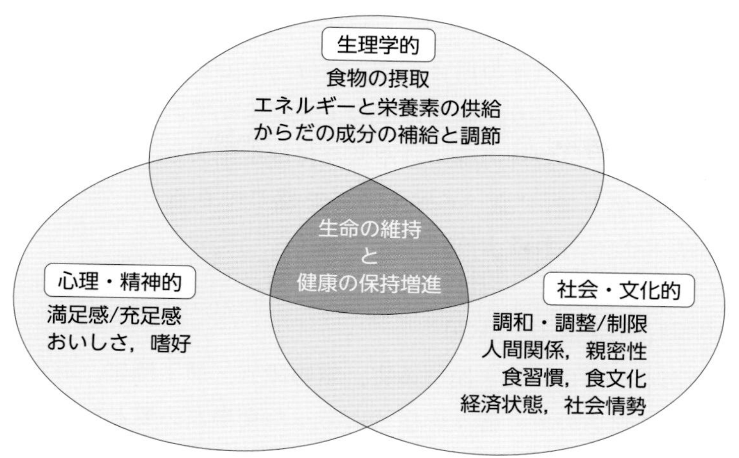

図3-21　栄養と食事の意義
（阿曽洋子ほか．基礎看護技術，第7版．医学書院，2011）

また食事をとる際の環境を変えたり，安楽な体位をとる等の精神的援助によって食欲を増進させ，食べることの楽しさや満足感が得られるよう配慮することが重要である．

規則正しく食事をして適正な栄養素を摂取することが，生命を守り身体の機能を正常に維持するための基本であるという生理学的意味を認識するとともに，食事が日常生活に与える心理・精神的，社会的・文化的影響を知り，自然な食欲によって食事ができるように適切な援助が必要である（図3-21）．

2 栄養の補給

食事は，栄養を補給して生命を維持するためだけのものではない．食物をかみしめて味わうといった本能を満たすことは，生きているという充実感を得る意味からも，精神的に重要な要素をもっている．

口腔領域に疾病をもつ患者は，開・閉口，咀嚼，嚥下が，程度の差こそあれ十分に行われていないため，必要な栄養素を摂取できず，疾病からの回復を遅延させる場合もある．したがって，患者個々の摂食嚥下障害の原因や程度に応じて，いかにして十分な栄養を補給し，かつ食事の満足感を高めながら疾病から回復を図るかは，大きな課題である．

3 病人食の必要条件

病人食の条件として次のようなことが考えられる．

①疾病に応じた栄養素の量や質を適切に調整する
②消化吸収しやすい食事にする
③個人の嗜好や食事の時間を尊重する
④健康者のものより薄めの味付けにする

⑤食事の温度は適温にする

例えば，腎臓病患者の浮腫の場合には，塩分，水分を制限したり，糖尿病患者では糖質やタンパク質を制限したり，調理方法の工夫によって，できるだけ消化吸収されやすいかたちにする．また，調理の味付けや盛り付けを工夫して，食欲をそそる動機づけを行い，食習慣も考慮して，“食べる楽しみ”を感じてもらう．温かいものは温かく，冷たいものは冷たく食べられるように工夫する．

4 摂食嚥下障害の食事の選択

口腔疾患のある患者は，開・閉口障害，咀嚼障害，嚥下障害，味覚異常等の症状をきたすことが少なくないので，個々の症状にあった食事が必要となる．

1）嚥下痛，刺激痛，摂食痛等の痛みに対して

全体の味を淡泊にし，刺激物を除いた軟らかい食事にする（潰瘍性口内炎，三叉神経痛等）．

2）開口障害，咀嚼障害，嚥下障害等に対して

かまなくても胃腸に負担のかけない程度の軟らかい食事にする．また，症状によっては，流動食や栄養を考えたミキサー食，ペースト食やキザミ食への移行も考える（術後，炎症性疾患等）．

5 摂取方法とその援助

口から栄養がとることができない，あるいは，経口以外から栄養を補う必要がある場合の摂取方法と援助には次のようなものがある．

1）経腸栄養法

(1) 経鼻経管栄養法（図3-22）

食欲の有無とは無関係に，栄養チューブを鼻腔から通して胃・十二指腸あるいは空腸に挿入・留置し，栄養補給を行う方法である．患者に鼻孔・咽頭の疼痛や不快，腹部膨

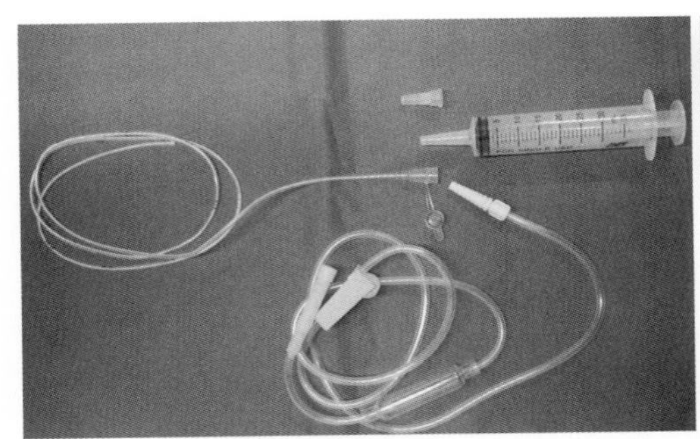

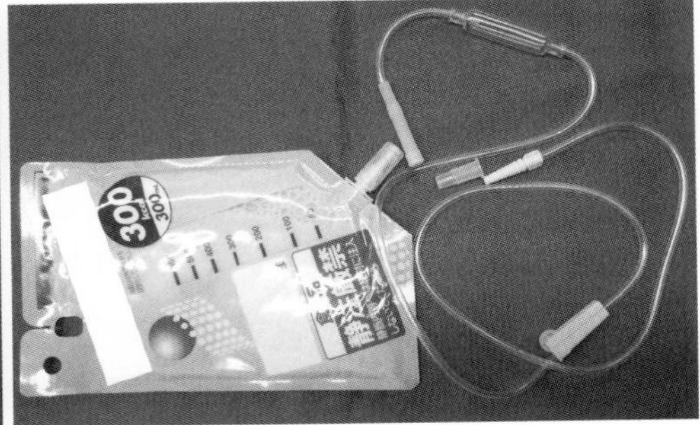

図3-22　経鼻経管栄養法・経腸栄養剤・経腸栄養注入セット

満感，下痢等の苦痛をきたすことがあるので，それらを十分に配慮する．

期間としての適用は，4～6週間以内である．

(2) 胃瘻（図3-23）・腸瘻

体表面に瘻孔を作製し，経腸栄養カテーテルを留置する方法で，留置場所によって胃瘻，腸瘻となる．経皮内視鏡的胃瘻造設術（PEG）によって作られることが多く，嚥下障害等で経口的に食事がとれなくなった患者に対して，胃瘻を造設することにより，胃の中に栄養剤や流動食を注入できる．

2）静脈栄養法

経口摂取の可否に関わらず，栄養量が不足している場合に用いられる．

(1) 末梢静脈栄養法（PPN：peripheral parenteral nutrition）

点滴静脈内注射と同様に末梢血管に注射針を留置して，糖質液，アミノ酸液，電解質，ビタミン，微量元素等を持続的に注入する方法である．成人では1,200kcal前後の適用ができる．無菌的操作*で行う．

(2) 中心静脈栄養法（TPN：total parenteral nutrition）（図3-24）

高張・高浸透圧の糖質液，アミノ酸液，電解質，ビタミン，微量元素等を持続的に注入する方法である．鎖骨下静脈，内・外頸静脈，肘部正中静脈，大伏在静脈等の太い血管に中心静脈カテーテルを挿入して行う．無菌的操作で行う．

> **無菌的操作(法)**
>
> 使用物品や適用部位を滅菌状態に保ちながら手順よく処理することで，その扱い方を無菌的操作（法）または滅菌操作（法）という．
> この操作では，操作する者の手や鉗子・鑷子等の機械・器具等も無菌状態で行う．

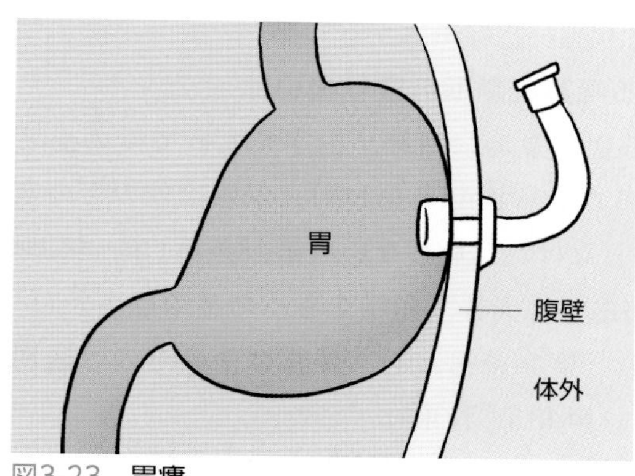

図3-23　胃瘻

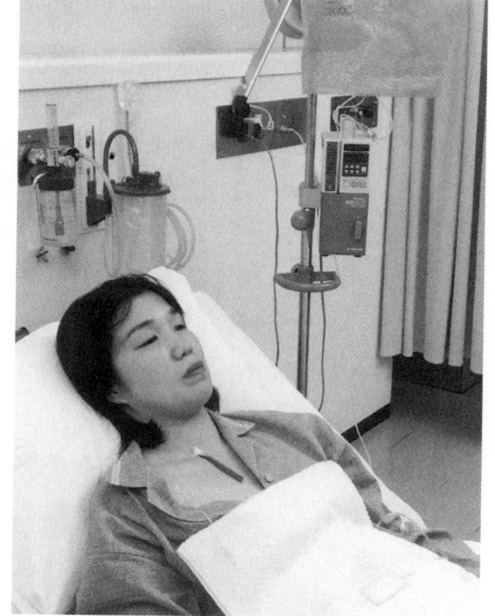

図3-24　中心静脈栄養法

VII その他の看護技術

1 与　薬

人間は，古くから薬物の大きな効果に期待をかけ，健康を志向してきた．しかし，薬物は使用方法を誤ると効力をなくすばかりでなく，毒として作用することにもなる．したがって安全のためには，薬物は個々の患者に最も適した量と投与方法で，慎重に使用することが大切である．日頃から薬の正しい使用方法を，患者やその家族に指導することが望まれる．

1）医薬品等の規定

医薬品，医療機器等の品質，有効性及び安全性の確保等に関する法律（医薬品医療機器法）は，医薬品，医薬部外品，化粧品，医療機器および再生医療等製品の品質，及び有効性安全性の確保等に必要な規則，指定薬物の規制に関する措置，医療上とくにその必要性が高い医薬品，医療機器及び再生医療等製品の開発の促進のために必要な措置を定めている．

日本薬局方は医薬品の規格基準書である．収載されている医薬品は日本薬局方医薬品（局方医薬品，局方品），収載されていない医薬品は日本薬局方外医薬品（局方外医薬品，局外品）と呼ばれ区別されている．医薬品の添付文書は医薬品医療機器法に定められた公的文書であり，警告，禁忌，効能・効果，用法・用量，使用上の注意等が記載されている．

2）毒薬，劇薬，麻薬，向精神薬の表示（図3-25）と保管方法

(1) 医薬品医療機器法で定められている毒薬と劇薬の取り扱い

毒薬は，その直接の容器又は直接の被包に黒地に白枠，白字をもってその品名及び「毒」の文字が記載されていなければならない（第44条第1項）．保管は他のものと区別して施錠した場所に貯蔵し，または陳列しなければならない（第48条第1項，第2項）

劇薬は，直接の容器又は直接の被包に白地に赤枠，赤字をもってその品名及び「劇」の文字が記載されていなければならない（第44条第2項）．保管は他のものと区別して貯蔵し，または陳列しなければならない（第48条第1項）．

(2) 麻薬及び向精神薬取締法で定められている麻薬と向精神薬の取り扱い

麻薬はその容器及び容器の被包に「麻」の記号を記載（第31条）し，保管は麻薬取扱者がその所有し，又は管理する麻薬をその麻薬業務所内で保管しなければならない．保管は麻薬以外の医薬品（覚せい剤を除く）と区別し，施錠した堅固な設備内に貯蔵しなければならない（第34条）．

向精神薬は濫用を防止するため，厚生労働省令で定めるところによりその所有する向

毒　品名	劇　品名	㊅ 品名	㊉ 品名

図3-25　薬のラベル表示

精神薬を保管し，若しくは廃棄し，又はその他必要な措置を講じなければならない（第50条第21項）.

3）薬物保管上の注意点

薬物は，種類別に整理整頓してはっきり区別できるようにする．とくに毒薬，劇薬には，規定の表示を記載し，他の薬物と区別して定められた場所に保管する．また，麻薬は，専用の固定金庫に鍵をかけて保管する．それぞれ名称を明記したラベルを貼付する．ラベルが不明瞭なものは薬局へ返品する．

“常温”“室温”“冷所”等指定の温度で，直射日光が当たらない場所に保管する．保管された薬物は，定期的に有効期限，使用期限を点検，確認し，必要量をつねに補充しておく．

4）与薬方法

与薬の方法には次のようなものがある．

(1) **経口投与**：いわゆる内服で，飲む方法と，舌下に含ませて口腔粘膜から吸収させる方法とがある．
(2) **注射**：注射器具を用いて薬液を体内に注入する方法〔皮内注射，皮下注射，筋肉内注射（筋注），静脈内注射（静注）等〕（図3-26，表3-6）
(3) **座薬（坐薬）**：薬物を肛門から直腸に挿入し直腸粘膜から，また，膣に挿入し膣粘膜から吸収させる方法
(4) **塗布・塗擦**：薬物を皮膚に適用し，局所作用や全身作用を目的とした方法
(5) **吸入**：気体または揮発性の薬物を，呼吸器を通して吸収させる方法
(6) **点眼・点耳・点鼻**：目，耳，鼻に薬物を直接適用する方法
(7) **輸液**：直接静脈中に点滴投与する方法（図3-27）

5）与薬上の注意事項

与薬する前に医師の指示を確認し，薬物の名称ラベルは3回読んで確かめる（①薬剤を取り出すとき，②薬剤を準備するとき，③薬剤を戻すあるいはアンプルを棄てるとき）．また，薬物の性状を確認して，変質が疑われる場合は薬局へ返品する．そして与薬する時間と用量，方法等を再確認し，与薬に関しては必ず患者に氏名を名乗ってもらい患者本人であることを確認する．そのあと，薬物を準備した当人が，患者に苦痛や不快感を与えないように配慮したうえで与薬する．

注射により与薬する場合は，すべての操作を無菌的に行う．

表3-6　注射針のカラーコード

針管の外径		カラーコード	刃先の形	針の長さ インチ inch (対応するミリ数 mm)
ミリ (mm)	ゲージ (G)			
1.20	18	pink	R・B S・B	1½（38mm）
1.10	19	cream	R・B S・B	1½（38mm）
0.90	20	yellow	R・B S・B	1½（38mm）
0.80	21	deep green	R・B	5/8（16mm）
			R・B S・B	1½（38mm）
0.70	22	black	R・B	1（25mm），1¼（32mm），1½（38mm）
			S・B	1¼（32mm），1½（38mm）
0.60	23	deep blue	R・B	1（25mm），1¼（32mm）
			S・B	1¼（32mm）
0.55	24	medium purple	R・B	1（25mm），1¼（32mm）
0.50	25	orange	R・B	5/8（16mm），1（25mm），1½（38mm）
0.45	26	brown	R・B	½（13mm）
0.40	27	medium grey	R・B	1（25mm），1½（38mm）
			S・B	¾（19mm）

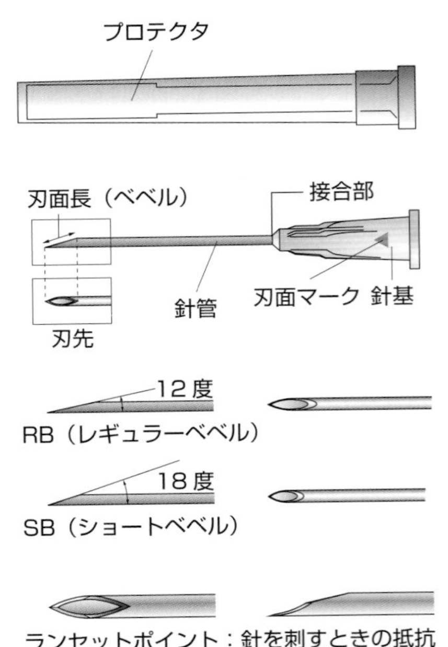

ランセットポイント：針を刺すときの抵抗を小さくし，痛みを少なくするため，針先の角度を2段にしてあること．

①注射針の構造

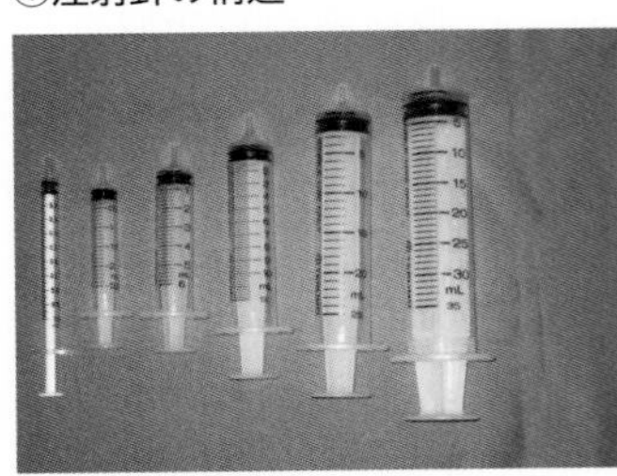

②注射器の種類（1・2.5・5・10・20・30mL）

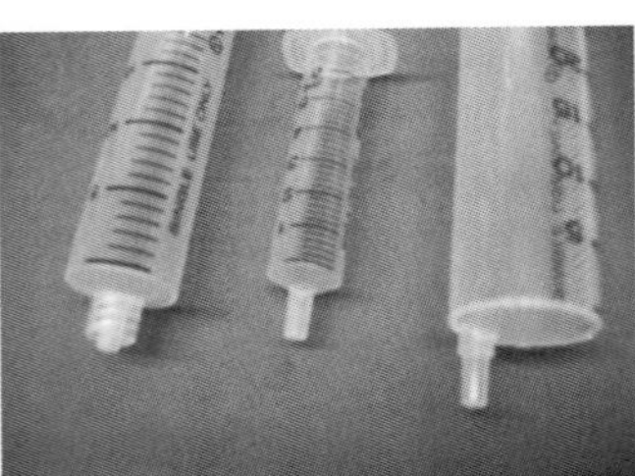

③筒先の形状

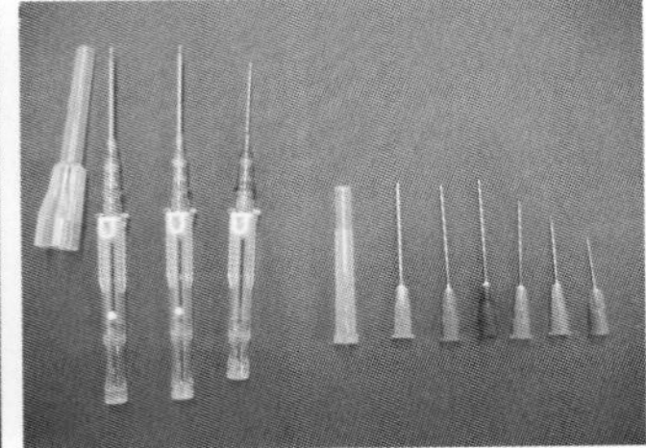

④留置針（穿刺針）と注射針

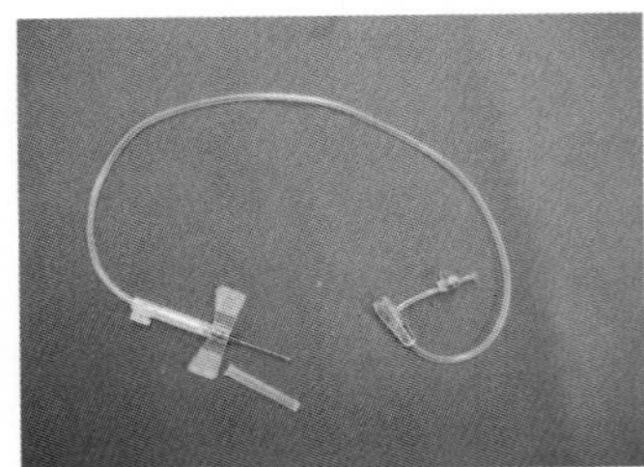

⑤誤刺防止機構付き翼状針の一例

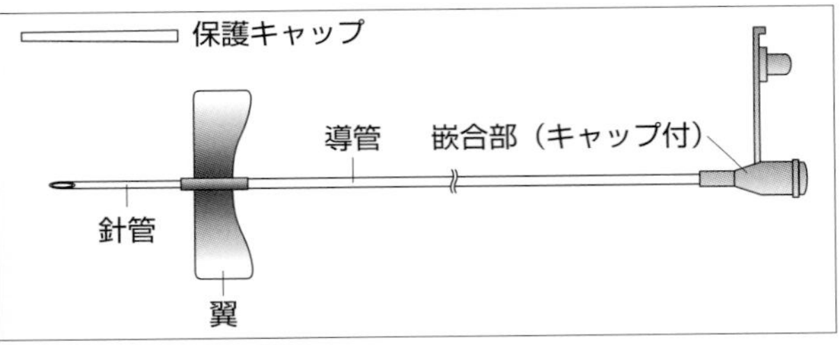

⑥一般的な翼状針の構造

図3-26　注射器，注射針

2 罨　法

罨法（あんぽう）とは，消炎，鎮痛，止血等の目的で，温熱または寒冷刺激を身体の一部に適用するものである．また，患者の苦痛を緩和し安楽を図る等，治療の補助的手段として用い

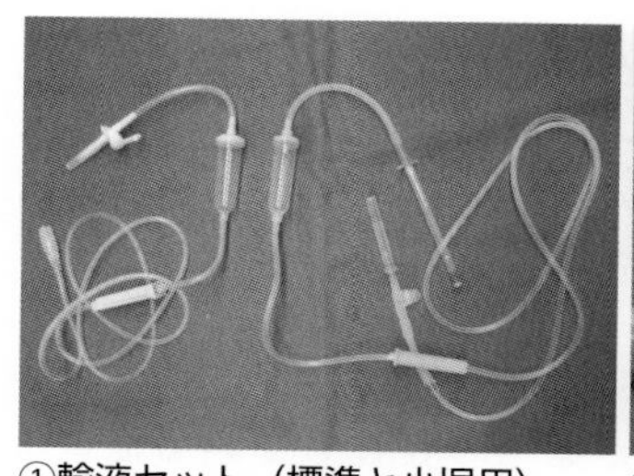

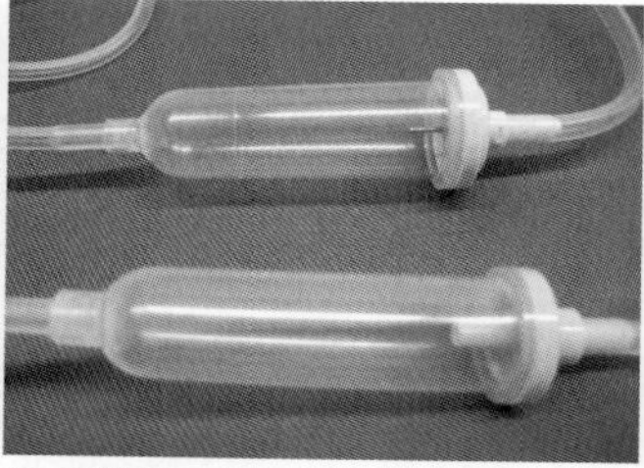

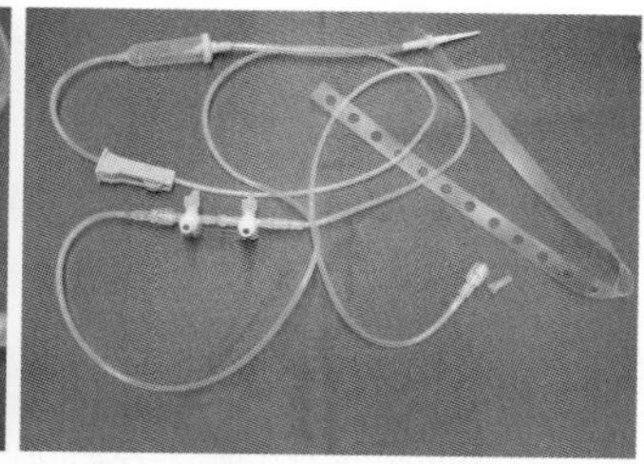

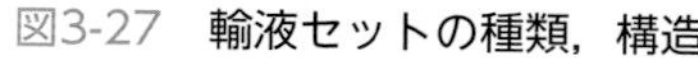

①輸液セット（標準と小児用）　②点滴筒の中の点滴口が違うもの　③閉鎖式輸液セットの一例

図3-27　輸液セットの種類，構造

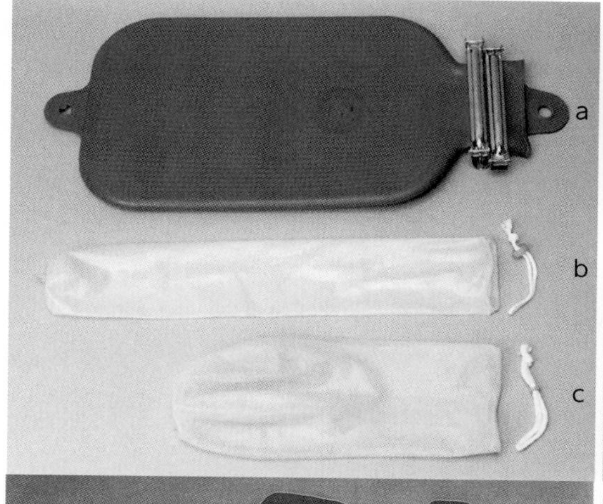

①用具（a：氷枕，b：氷頸，c：氷嚢，d：保冷まくら）

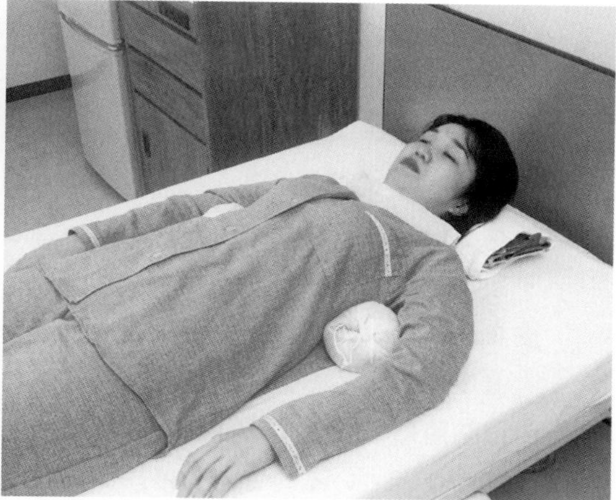

②応用例

図3-28　冷罨法の用具

られることも少なくない．

1）罨法の種類

(1) 温罨法

乾性：湯たんぽ，電気あんか，カイロ，熱気浴，電気毛布，電気シーツ等

湿性：温パップ，温湿布，ホットパック，部分温浴，部分蒸気浴等

(2) 冷罨法（図3-28）

乾性：氷枕，氷頸，氷嚢，保冷まくら等

湿性：冷パップ，冷湿布等

2）温罨法の効果

ある部位の組織が温熱刺激を受けると，温度が上昇し血管が拡張する．そのために，

体液（血液，リンパ液）の循環が促進されることで細胞の新陳代謝が活発になり，老廃物排泄の促進につながる．また，温罨法により白血球の食菌作用が活発になることも知られており，炎症のある場合は局所炎症の症状改善やうっ血が消退することにより，鎮痛，鎮静の効果をもたらす．

3）冷罨法の効果

ある部位の組織が寒冷刺激を受けると，組織の温度が低下し表在している血管は収縮する．そのために，血液の流れは少なくなり，組織の代謝は抑制される．局所的炎症（化膿性炎症）の初期には，細菌の増殖を阻止することで炎症を抑制し化膿を防ぐ効果がある．また，捻挫や打撲等の直後に冷罨法を局部に行うと，浮腫の予防と治療，疼痛の軽減に効果的である．頭痛や発熱の場合，水枕，氷嚢を貼用することで気分をやわらげたり鎮めたりといった，安楽を目的として用いることもある．

4）罨法適用上の注意事項

罨法用具に水漏れや湯漏れがないことを確認する．また，氷枕，氷嚢等の袋内に空気が残っていると氷が早く溶解し，また，皮膚への密着の妨げとなる．貼用する前には，皮膚に異常がないことを確認しておく必要がある．

温度に対する感覚は，身体のそれぞれの部位で異なっており，また，個人差があるので，貼用にあたっては注意を要する．とくに高齢者や衰弱した患者では，皮膚の抵抗力が弱くなっているので，火傷，凍傷の予防に十分な配慮が必要である．

3 吸引および吸入

1）吸引

滲出液，分泌物，血液，空気が体腔内や気道に貯留した場合，これらの貯留物を体外に排出する目的で行われる．

吸引には，適宜行う一時的吸引法と，一定の時間持続して行う持続的吸引法とがあり，目的に応じて使い分けられる（図3-29）．

(1) 一時的吸引法の目的（図3-30）

気　道：上気道の分泌物および貯留物を吸引して，気道閉塞を防止する．

創傷部：創傷部の滲出液や血液等を吸引することによって，治療・処置を円滑にするとともに，創傷部の治癒を促進させる．

口　腔：口腔内の治療処置に際して，唾液や血液，場合によっては洗浄水等を口腔外へ排出する．

(2) 持続的吸引法の目的

創腔：創腔の滲出液や血液を持続的に排出することによって，死腔形成を防止する．

胃　：胃の内部を空にすることで治療操作をしやすくし，術後合併症の予防にも役立てる．

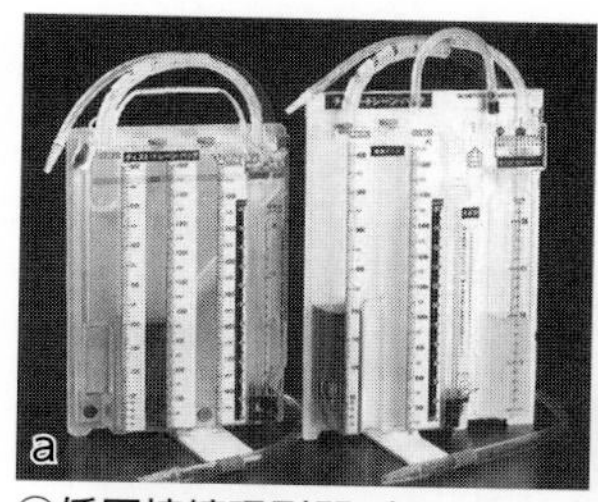
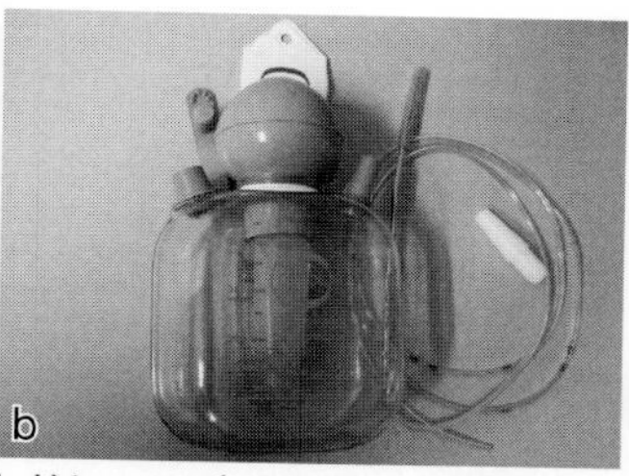
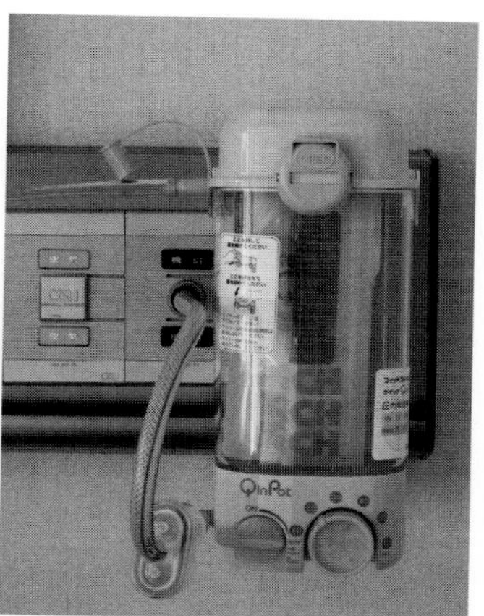

①低圧持続吸引器（a：チェストドレーンバック，b：創部用吸引留置カテーテルとバック）

②壁掛け型中央吸引器

図3-29　各種の吸引器

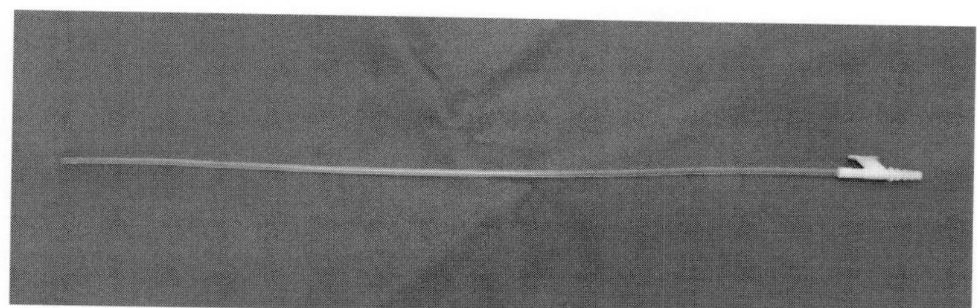

①気道（管）用吸引カテーテルの一例（一般名：気管支吸引カテーテル）

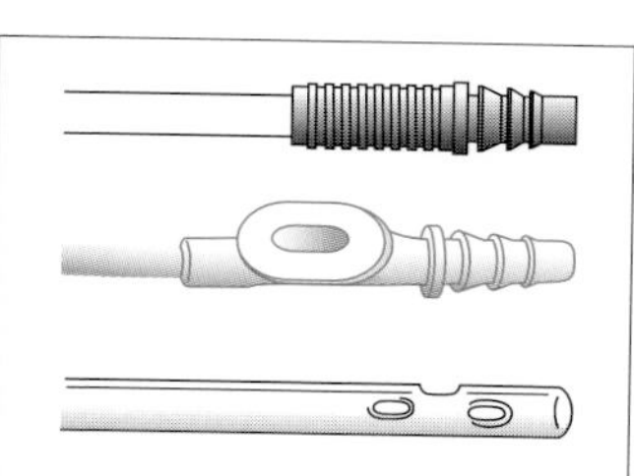

②吸引カテーテルの接続部

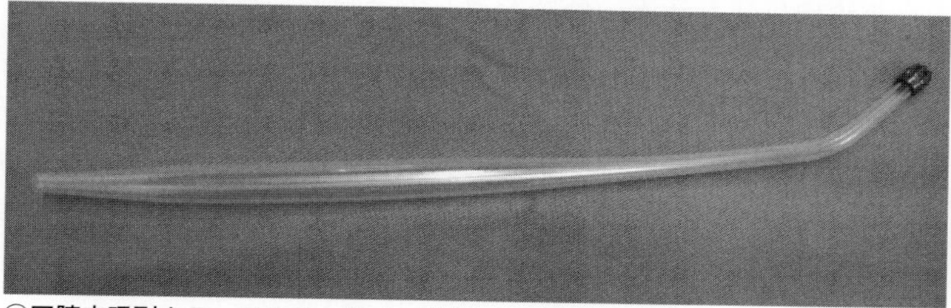

③口腔内吸引カテーテルの一例（一般名：汎用吸引用カテーテル）

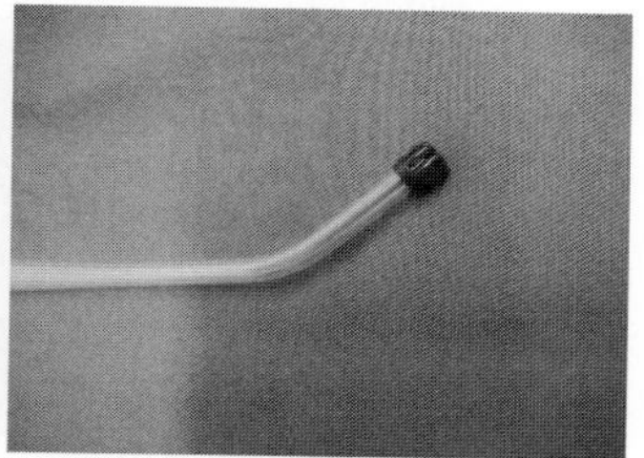

④吸引カテーテルの細部

図3-30　吸引カテーテル，吸引管

胸腔：胸腔内に貯留した滲出液，血液，空気等を排出し，胸腔内を陰圧にする．

腹腔：腹腔内に貯留した滲出液，血液を排出する．

2）吸入

種々の薬剤を霧状にして，または吸気中にガス体を混合して吸入させることで，局所的あるいは全身的な治療効果を図る方法である．

(1) 吸入効果

①局所的効果

蒸気吸入や薬剤噴霧によって喀痰の分泌を抑え，気道に湿気を与えることによって分

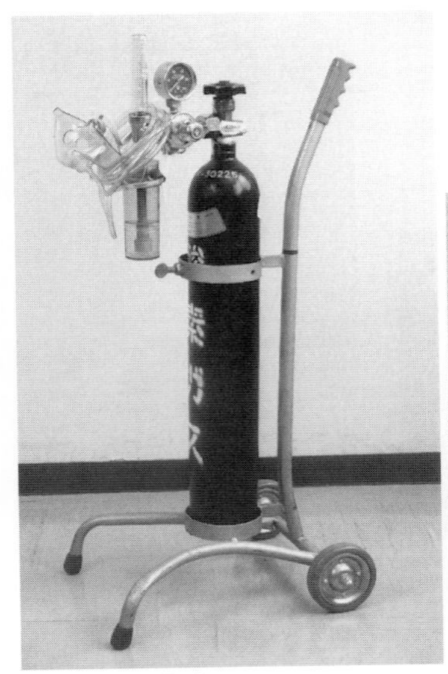

a. ボンベ運搬車

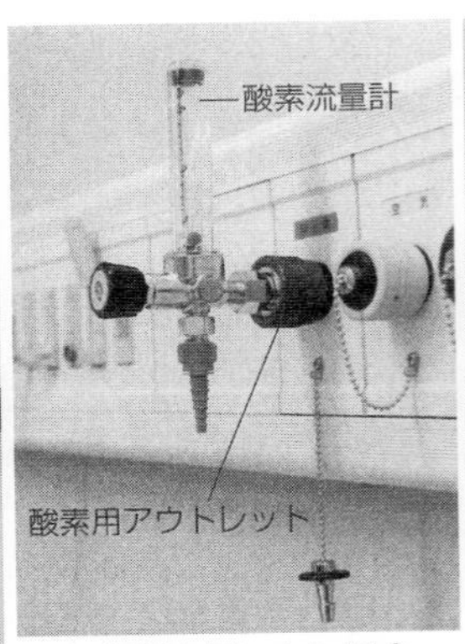

加湿器を用いない場合　加湿器を用いた場合

b. 壁掛け型酸素器

図3-31　酸素吸入用具

（藤崎都ほか編．基礎看護学3 基礎看護技術Ⅱ．医学書院，2009，200）

泌物を排出しやすくし，また，炎症を起こしている粘膜の消炎や，鎮痛の目的で用いられる．

②全身的効果

吸気時に高濃度の酸素を気道内に送り込み，肺胞を通して全身的に作用させる目的で用いられる．

(2) 吸入療法にあたっての注意点

吸入療法を行うにあたっては，吸入器は清潔で消毒されたものを使用し，まず器具が正しく作動するか，部品が全部そろっているかを確認する．また，蒸気で患者の頭髪や額，衣服が濡れないように注意する．

1回の吸入時間は10～15分とし，患者には安楽な体位を保ち，ゆっくりした深呼吸をさせる．薬液を使用する際には，使用薬剤を確認するとともに，副作用について注意深く観察する．

酸素吸入をする場合には，酸素はきわめて引火しやすいので，安全管理（火気，静電気）には十分注意して行う．酸素ボンベを使用するときは，必ずボンベのラベルを声を出して読み，酸素であることを確かめる．

わが国では，酸素ボンベの色は黒と規格されている．また医療施設における医療ガスは，配管により病室等に送られている．酸素用アウトレット（日常的に着脱を行う配管設備のガスの出口）の色は，緑と規格されている．酸素吸入も他の薬剤吸入と同様に医師，歯科医師の指示で行う（図3-31）．

4 歯科衛生士に必要な看護実務

本章の要点

①患者の診療介助や全身状態の観察結果および対応を経過に沿って記録することができる.
②患者の特徴をとらえた看護の基本を理解し，適切な援助や診療介助ができる.
③患者の全身状態を観察し把握することで，安全で安心な医療が提供できる.
④口腔ケアの目的や方法を理解し，実践につなぐことができる.
⑤感染に対する標準予防策が理解でき，現場で実践できる.
⑥緊急時には迅速に対応することができ，常に急変を起こさないよう全身状態を観察することができる.

I 患者の観察および治療経過の記録の作成

顎・口腔領域に疾患のある患者の全体像をとらえるためには，解剖学的特徴と機能を十分に理解する必要がある．顎・口腔領域の疾患によりその機能が障害されると，患者の日常は大きく変化し社会生活にも影響を及ぼす．患者の疾患や機能障害にだけ焦点をあてるのではなく，身体的・精神的苦痛にも目を向け患者を全人的にとらえることが重要である.

1 身体的問題と対応

人は何らかの身体的な異常が出現したときに医療機関を受診する．その異常は局所の場合もあるが，全身に影響を及ぼしている場合もある．そのため患者が訴える部位のみの観察を行うのではなく，受診に至るまでの経過や顔色，言動等，全身状態を観察することが重要である.

1）食物摂取障害

人が生きていくためには，食物を摂取し必要な栄養や水分を体に取り込まなくてはならない．その入口にあるのが口腔であり，消化器官としての重要な役割を担っている．食物は歯で咀嚼し細かく砕かれ，唾液と混ざって食塊となり食道へ運ばれる．口腔内や舌，または顎に障害が起きた場合，しばしば食事の摂取が困難となる.

たとえば進行した齲蝕や智歯周囲炎等で痛みがある，下顎部が蜂窩織炎（蜂巣炎）となり開口することができなくなる，舌の障害により食物がうまく飲み込めなくなる等が原因で食事摂取が難しくなる．食事摂取がまったくできなくなってから初めて医療機関を受診する患者もいることから，患者を観察するときには食事が摂取できているか，また摂取できない場合はどこに異常が起きているのかを注意深く観察する必要がある．

2）言語障害

「話す」という動作は，脳からの指令により口，舌，咽頭，口蓋等，発声に必要な器官の正常な動きによって行われている．人が言語を話すことはコミュニケーションをとるうえで大切な手段の1つであり，口腔疾患によりその機能が障害されることもある．

たとえば舌小帯の異常で舌の運動が制限されることによる言語障害や，口蓋裂で鼻咽頭閉鎖不全となり母音が開鼻声（鼻漏れ声）になり，子音に異常をきたす等がある．そのため，発音や言語に問題が生じていないかを観察することも必要である．

3）呼吸障害

正常な呼吸を行うためには，気道の開通が不可欠であり気道と肺に異常が起きていないことが条件である．そのため口腔疾患により気道の開通が障害されたときにも呼吸障害が生じる．

たとえば，蜂窩織炎（蜂巣炎）により腫脹が気道にまで波及することで気道狭窄が起こり，呼吸障害を引き起こす．気道狭窄が起こることで，患者は呼吸困難感により臥床することができなくなる．患者の呼吸状態を観察し，異常を早期に発見することが重要である．

4）全身状態の観察

わが国は超高齢社会であり，高血圧や糖尿病，心疾患といった基礎疾患をもつ患者が増えている．歯科治療の多くは外科的処置であるため心身への影響は避けがたいことである．基礎疾患のため薬剤を服用しながら通院または入院する患者も多くなっていることから，患者の全身状態を把握し観察することが患者の安全にもつながる．

たとえば，心疾患のために抗凝固薬を服用している患者の止血状態を確認することで，大量出血のリスクを避けることができる等，歯科治療による全身状態の悪化を防ぐことができる．このようなことから，患者の全身状態を観察することは非常に重要であるといえる．

2 心理的・社会的問題と対応

顎・口腔領域の先天的な異常や発育に異常がある患者の場合，出生時や幼少期から疾患を抱えている．成長に伴って顎骨の発育異常が思春期の頃に顕著になる等，心理的・社会的影響は多大なものであると想像できる．また，悪性腫瘍等で外科的処置を行った後の容貌の変化や骨折に伴う顔貌の変化等，口腔領域の疾患が心に与える影響は大きいと考える．

患者がどのような心理状態で社会生活を営んできたか，また今後の社会復帰に与える精神的影響を考え，患者の心に寄り添う姿勢が必要である．コミュニケーションを図るなかで，患者が自分の疾患についてどのように受け止めているか，今後どのような生活を望んでいるのか等を傾聴し，支援できることは何かを常に考えながら患者と接していくことが大切である．

3 患者の観察と記録

看護記録とは，「あらゆる場で看護実践を行うすべての看護職の看護実践の一連の過程を記録したものである」とし，その目的は「看護実践を証明する」こと，「看護実践の継続性と一貫性を担保する」こと，「看護実践の評価及び質の向上を図る」ことであると日本看護協会は定義している．看護師が患者の状態を観察し，看護実践を行うなかで得た情報は医療に関わるすべてのチームメンバーが把握できるようになっていなくてはならない．

1）看護記録の書式

(1) 看護記録の様式

看護記録は以下の4つの要素により構成される．

①基礎情報（データベース）

看護を必要とする人の病歴や現在の治療，使用薬剤，アレルギー等の情報を記載したものである．

②看護計画

看護を必要とする人の健康問題と期待する成果，成果を得るための個別的な看護実践の計画を記載したものである．

③経過記録

看護を必要とする人の意向や訴え，治療・処置，看護実践の経過を記載したものである．バイタルサイン測定の結果等が経時的に記載されている．

④要約（サマリー）

入院中の経過や看護問題，患者情報を要約し記載したものである．

※問題志向型システム（POS）で記録を行う場合は4つの要素に問題リストが加わる

2）看護記録の種類

現在使用されている看護記録は「叙述的経過記録（経時的叙述的記録，フォーカスチャーティング，問題志向型システム）」「クリニカルパス」「フローシート」がある．

(1) 叙述的経過記録

①経時的叙述的記録（経時記録）

観察した患者の状態や実施したケア，患者の反応等を経時的に記録するものである．

②フォーカスチャーティング

患者の出来事に焦点をあてた記録である．F（focus）フォーカス（焦点），D（data）データ，A（action）行為，R（response）反応を順序立てて記録する．

③問題志向型システム（POS：Problem Oriented System）

患者の健康問題に焦点をあて，その問題に沿って治療や看護が展開される過程のことである．看護記録のSOAPはS（subjective data）主観的データ，O（objective data）客観的データ，A（assessment）アセスメント，P（plan）計画に分けて記録する．

(2) クリニカルパス

一定期間に達成されるべき健康問題の改善の目標を設定し，その目標に向けて実施する検査，治療，看護等を時系列に整理した診療計画書のことである．

(3) フローシート

患者のデータや状態等を経時的に観察するために使用する「経過一覧表」である．

3）記載上の留意点

①各施設で記載基準を明文化しておく．

②記載基準は，使用する記録の様式や署名方法，訂正方法，記録方法，用語・略語一覧を含むものとする．

③事実のみを客観的かつ正確に記録する．

④誤解のない表現を用いる．

⑤患者・家族への説明や，やりとりも必ず記録する．

⑥筆記用具は黒ボールペンがよい．

⑦記録の途中で行を空けない．

⑧記録を終えるごとに，署名と日付と時刻を記入する．

4）記録の管理

診療録および看護記録等の診療記録は医療者が知りえた情報の漏えいを防ぐため，誰もが目に入るような場所に放置しない等，適切に管理されなくてはならない．電子カルテが導入されている場合，個人的な理由で患者情報に容易にアクセスできないよう管理する必要がある．記録類は法律によりそれぞれ保存期間が規定されているため，適切な場所やサーバーで保存する義務がある．

II 病院外来での業務

1 外来患者の特徴

現在の日本は超高齢社会を迎えており，基礎疾患を有する高齢者が外来受診をすることは当然の流れとなっている．歯科の外来に受診する患者は年齢層が幅広く，乳幼児から高齢者までさまざまである．また，グローバル化が進み外国籍の患者も増加してきている．歯科を受診する患者であっても口腔内に限局した疾患があるのみではなく，他の疾患の影響により口腔内に異常をきたす場合もある．また，身体的な苦痛が精神面に影響を及ぼすことも考えられるため患者にとって安全な空間を提供することが求められる.

社会変化に伴う医療全体の変化は今後も続くことが想定されており，その背景を考慮した外来診療を行わなくてはならない．患者のもつ疾患や成長発達による変化を的確にとらえ，患者の個別性を考慮した関わりをもつことが重要である（表4-1）.

2 全身疾患を有する患者の一般歯科治療における診療補助

基礎疾患を抱えながら外来受診する患者に対し歯科治療を施すことは，身体的にも精神的にも苦痛を与える可能性が考えられる．患者がより安全に，また安心して治療を受けることができるよう医療に携わるすべての職種が関わっていくことが必要である.

歯科診療時に注意すべき疾患として，循環器疾患，脳血管障害，代謝性疾患，自己免疫疾患，呼吸器疾患，肝疾患，腎疾患，精神疾患等があげられる．外来診療時において虚血性心疾患，高血圧，糖尿病を基礎疾患としてもつ患者の診療補助について述べる（表4-2）.

表4-1　患者のライフサイクルと看護のポイント

時期	口腔内の状態	看護のポイント
乳児期（出生～1年未満）	乳歯齲蝕の発症	乳児と母親の関係性に注意する
幼児期初期（1歳～3歳）		年齢に応じ正常に発達しているか
幼児期後期（3歳～6歳）		発達の遅れがないか
学童期（6歳～13歳頃）	永久歯に交換，永久歯齲蝕の発症	肥満ややせ，齲蝕等，子どもと保護者を一緒に指導
青年期（13歳～22歳頃）	歯間部齲蝕増加，歯肉炎発症	性行動，タバコ・酒等の健康問題に多職種で関わる
成人期（22歳～40歳頃）	歯肉の異常が発症	生活習慣の見直しに努める
壮年期（40歳～65歳頃）	歯の損失により義歯の装着	生活習慣病の予防と更年期障害の適切な治療
老年期（65歳以上）	口腔がん，根面齲蝕の増加	基礎疾患の理解と家族看護

表4-2　歯科治療と関係の深い薬剤

	一般名	適応
抗凝固薬	ワルファリンカリウム	血栓塞栓症（静脈血栓症，心筋梗塞症，肺塞栓症，脳塞栓症等）の治療および予防
抗血小板薬	クロピドグレル硫酸塩	虚血性脳血管障害後の再発抑制，虚血性心疾患，末梢動脈疾患における血栓・塞栓形成の抑制
糖尿病治療薬	インスリン製剤，メトホルミン塩酸塩	血糖コントロール
降圧薬	アムロジピンベシル酸塩（カルシウム拮抗薬） ビソプロロールフマル酸塩（β遮断薬）	降圧薬療法
抗てんかん薬	カルバマゼピン，フェニトイン	てんかんのけいれん発作
副腎皮質ステロイド	プレドニゾロン，デキサメタゾン	副腎不全，関節リウマチ，膠原病，悪性腫瘍，等

1）虚血性心疾患（狭心症，心筋梗塞）

虚血とは，「十分な血液がなく酸欠の状態」のことであり，虚血性心疾患とは心臓（心筋）に十分な血液が足りていない疾患の総称である．既往に虚血性心疾患がある場合，血栓ができないよう抗凝固薬を服用していることが多い．

(1) 狭心症

①病態

心筋への血流が一時的に不足する状態であり，冠状動脈の動脈硬化や攣縮（縮むこと）により引き起こされる．胸の痛みは数分～15分程度で収まる．

②歯科治療時の注意点

胸痛発作が落ち着いている時期に治療を行う．歯科治療によるストレスや痛みが原因で発作を誘発するおそれもあるため，患者との信頼関係を築き十分な説明を行ったうえで治療にあたる．不安や恐怖心はストレスとなり痛みを増強させる原因となるため，不安を取り除き周囲の環境を整える必要がある．また発作を起こす可能性を考え，ニトログリセリンを投与する準備をしておく．

(2) 心筋梗塞

①病態

心筋への血流が完全に途絶え壊死してしまう状態であり，冠状動脈の閉塞によるものである．胸の痛みは持続する．

②歯科治療時の注意点

急性心筋梗塞を発症してから3～6カ月は歯科治療を行わないことが望ましいとされている．診療時は狭心症と同様に不安や恐怖心を取り除き，できるだけ短時間で治療を終えるよう介助する．そのため，必要物品の準備は確実に行うこと，患者が快適であると感じる環境を整えることが必要である．

2）高血圧症

①定義

「高血圧治療ガイドライン2019（JSH2019）」より診察室血圧140/90mmHg，家庭血圧135/85mmHgを超えたら高血圧と診断するとされた．

家庭血圧は原則として1機会に2回測定し，その平均値を用いる．診察室血圧と家庭血圧に差がある場合，臨床的価値の高い家庭血圧を優先する．

高血圧は原因が1つに定められない「本態性高血圧」と原因が明らかな「二次性高血圧」に分類され，日本人の約8～9割が本態性高血圧である．

②歯科治療時の注意点

診察時のみ血圧が上昇してしまう「白衣高血圧」の患者もいることから，精神的ストレスを与えないよう患者に十分な説明を行い不安の軽減に努める．また疼痛は我慢することを避け，鎮痛薬の使用を積極的に行う．

高血圧に対する治療内容や内服方法等を聞き取り，必要であればモニタリングを行い，持続的に血圧を監視することを考慮する．

3）糖尿病

①病態

膵臓から出るインスリンというホルモンが十分に働かないため，血液中のブドウ糖（血糖）が増えてしまい血管の壁が壊れやすく，血液が濃くなることで流れにくく詰まりやすい状態となる．原因として膵臓の機能低下によるインスリンの分泌低下と，インスリンが効きにくくなるインスリン抵抗性の2つに分類される．

②歯科治療時の注意点

糖尿病はⅠ型とⅡ型が主であり，発症年齢や治療方法もさまざまである．糖尿病の既往がありインスリン注射や血糖降下薬を服用している患者の場合，口腔内疾患で十分な食事摂取ができなくなっていることも考えられるため，低血糖症状に注意する必要がある．また，精神的ストレスは血糖値を上昇させるため，呼気にアセトン臭がないか等も観察することが高血糖の早期発見につながる．

糖尿病には三大合併症といわれる糖尿病性網膜症・腎症・神経障害があり，神経障害が起きている場合，痛みを感じにくくなることがあるため無痛性の心筋梗塞が起こる可能性も視野に入れておく．

Ⅲ 入院を要する患者の看護

1 口腔外科的疾患を有する患者の基本的看護

口腔外科は口腔および顎顔面部の疾患に対し外科的処置を必要とする患者が受診する診療科である．入院を必要とする患者は先天性の疾患や悪性腫瘍等，幅広い年齢層となるため，その世代に合った看護を提供する必要がある．また，疾患そのものによる障害と，手術による口腔および顎顔面部の変化から摂食嚥下障害，言語障害，呼吸機能低下等の障害が起こる可能性がある．そのため，患者のQOL（クオリティオブライフ）を考慮した関わりが重要である．

2 入院患者の看護

入院患者は顎・口腔領域で手術を必要とする患者が主である．疾患により手術前から「咬み合わせが悪い」や「食事をすると口腔内に痛みがある」等，しばしば摂食障害が起きていることがある．また手術に伴う舌の形状変化や開口制限等により摂食嚥下障害を起こすこともある．そのため，患者の個別性に合った食事形態を提供し栄養状態を整え，食事の満足感を高めることができるよう関わる必要がある．

手術が必要な顎・口腔領域の疾患は多岐にわたり，周術期の口腔機能管理や口腔衛生管理が重要となる．歯科衛生士によるプロフェッショナルな口腔清掃とともに看護師は日常の口腔清掃を支えていく必要がある．

口腔外科領域で手術をする患者は顔貌の変形による審美性の問題や口腔機能の低下による言語の問題等で精神的ダメージも大きいと考えられる．特に先天性疾患で入退院を繰り返す患者の場合，家族の負担も大きいため患者を含めた精神的ケアが必要となる．治療が終了し退院することがゴールではなく，その先の生活を見据えた「生活者」として支援することが重要である．

3 主な疾患とその看護

1）口腔領域の感染症

口腔感染症には歯性炎症，嚢胞の二次感染，術後感染等があるが，歯性炎症が圧倒的に多く，蜂窩織炎（蜂巣炎）が代表的である．

(1) 蜂窩織炎（蜂巣炎）（図4-1）

レンサ球菌または黄色ブドウ球菌が原因で，歯周炎，抜歯後の感染等の炎症が波及することにより起こる．症状としては発熱，食欲不振，口や頸部の腫脹，熱感，疼痛，開口障害等が起きる．

①治療

- 抗菌薬を経口または静脈内から投与し消炎をはかる．
- 気道の開通性を確認し，狭窄が強い場合は気道確保を行い，気管切開も考慮する．
- 膿瘍が形成されている場合，外科的に切開排膿し，消炎術を行う．
- 持続的な排膿を確保するため膿瘍腔にドレーンを挿入し，排膿がなくなるまで経過観察する．
- 炎症の原因となった歯を特定し根管治療，抜歯を行う．

②看護

- バイタルサインの測定とフィジカルアセスメントを行い，特に呼吸状態に注意し気道

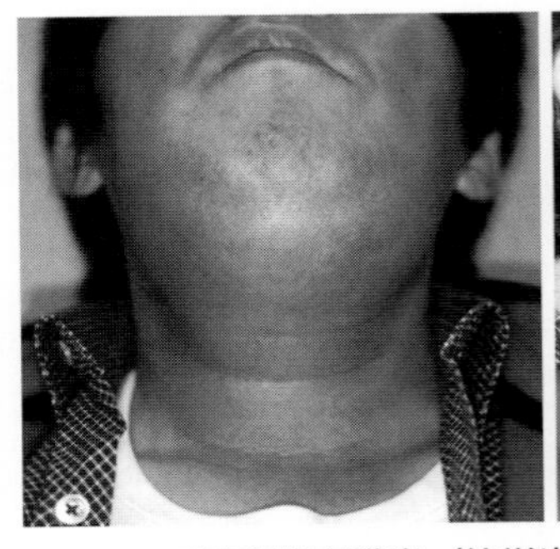
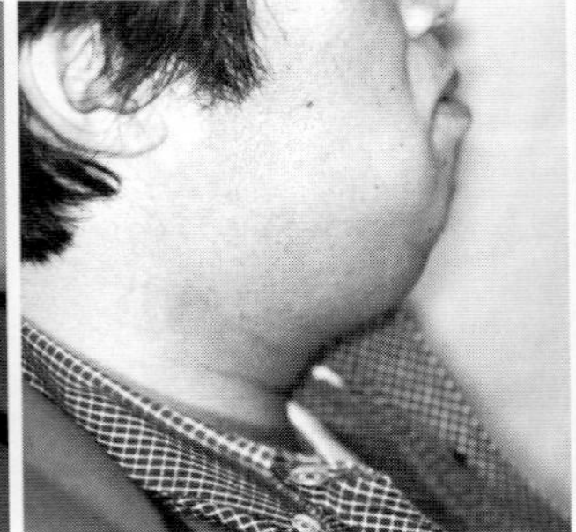
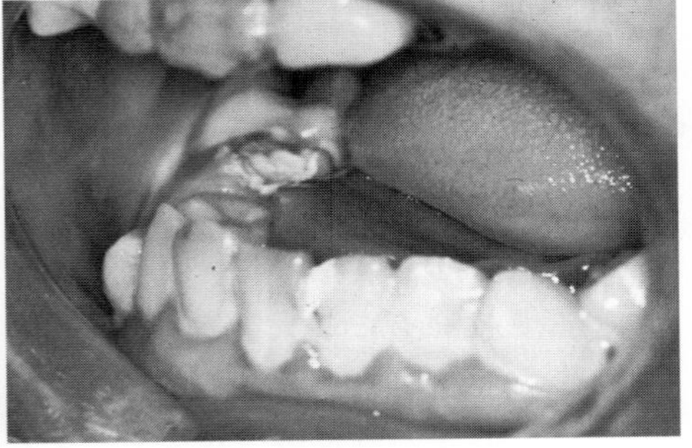

図4-1　口腔底蜂窩織炎（蜂巣炎）

（東京歯科大学水道橋病院口腔顎顔面外科学講座　渡邊　章先生のご厚意による）

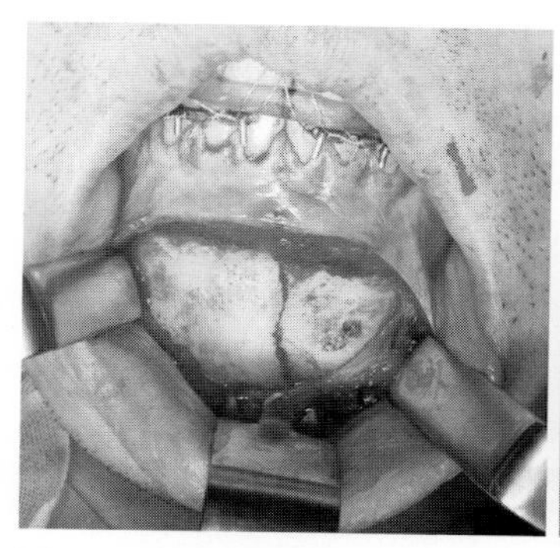
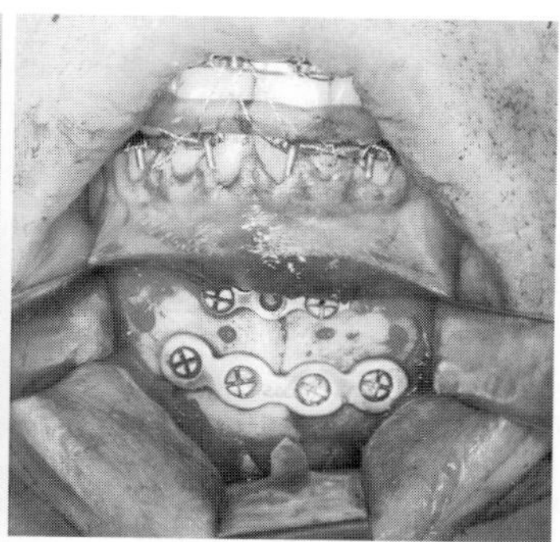

図4-2　下顎骨骨折に対するプレート固定
（東京歯科大学水道橋病院口腔顎顔面外科学講座　渡邊　章先生のご厚意による）

閉塞の徴候を見逃さないよう観察する．

- 疼痛，腫脹により食事や水分が摂取できていないことが多く，炎症反応による発熱で脱水になっていないか等，全身を観察する．
- 指示された抗菌薬を確実に投与し効果を観察する．
- 創部のドレーン管理を行い，ガーゼ汚染が認められた場合はすみやかに報告する．
- 外科的処置後，嚥下機能の改善を認めるまでは経管栄養を行う．
- 食事開始時の嚥下状態を観察し，異常があった場合はすみやかに報告する．

2）顎骨骨折

顎・口腔領域の骨折は，歯槽骨骨折，上顎骨骨折，下顎骨骨折，頬骨骨折等がある．骨折の原因は交通事故，スポーツ，暴力（殴打），転倒等である．顎・顔面骨折のなかで最も頻度の高い骨折は下顎骨骨折である．

（1）下顎骨骨折（図4-2）

①治療

- 受傷直後は，呼吸状態，頭蓋内損傷の有無，頸椎損傷の有無等全身状態に影響を及ぼす事象の治療が優先となる．
- 局所に対し止血処置や創部の消毒を行い，検査を施行し骨折部位を確定する．
- 骨折部の整復・固定は観血的固定法と非観血的固定法がある．
- 観血的固定法は手術で整復・固定を行う方法で，プレートにて固定をする．
- 非観血的固定法は徒手整復や，顎間ゴム等で緩徐に牽引し整復後にゴムやワイヤーで顎間固定を行う．
- 感染予防のため，抗菌薬を投与する．

②看護

- 受傷直後は全身状態の安定をはかるため，呼吸・循環動態の観察と治療の介助を行う．
- 受傷は突然であり，精神的に不安定になることがあるため援助する．
- 顎間固定中は，口腔粘膜損傷の有無，ゴムやワイヤーの緩みの有無，固定のずれがな

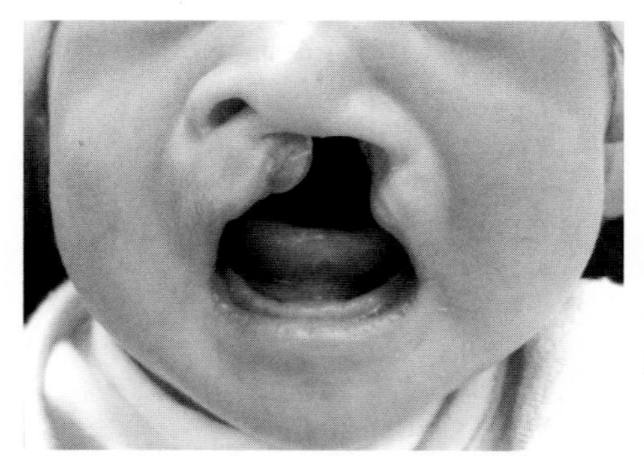

図4-3　口唇裂・口蓋裂
（東京歯科大学水道橋病院口腔顎顔面外科学講座　渡邉　章先生のご厚意による）

いかを観察する．

- 口腔内を清潔に保つため，含嗽・ブラッシングの指導や見守りを行う．
- 顎間固定中は，嘔吐による気道閉塞等の緊急時に備え，金冠ばさみ等をすぐに使用できるよう準備しておく．
- 開口障害が残存した場合，歯科医師の指示に従い開口訓練の指導をする．
- 術後創部の安静のため経管栄養を行う場合は介助をする．

3）先天異常（奇形）

先天異常とは出生前の胎児期に何らかの原因で生じる身体的な異常のことである．

（1）口唇裂・口蓋裂（図4-3）

肉眼的に認められる先天的な形態的異常であり，さまざまな口腔機能障害が関連している．原因は遺伝的要因と環境的要因（母体の栄養障害，ステロイド薬等の薬物，放射線，ウイルス感染，ストレス）があるが，原因不明なものが大多数を占めている．

①治療

- 生後3～7カ月後頃までに口唇裂一時手術（口唇形成術）が行われることが多い．
- 生後1歳6カ月頃に口蓋裂一時手術（口蓋形成術）が行われることが多い．
- 8～10歳頃に顎裂部骨移植が行われる．
- 言語治療として言語聴覚士による訓練が行われるが，正常な構音が獲得できない場合，発音補助装置（スピーチエイド）の装着や咽頭弁移植術が行われる．

②看護

- 口唇裂・口蓋裂のある児の出生は家族にも大きな衝撃を与えるため，精神的援助と今後の治療計画等を説明し不安の除去に努める．
- 言語障害，摂食障害，審美障害を伴い，患児の治療は乳児期から成人期にわたるため，成長発達に応じた対応が必要である．

4）顎変形症

顎の先天異常や発育異常から顎骨が変形したものを顎変形症という．顎変形症は，上顎前突症，上顎後退症，下顎前突症，下顎後退症，上下顎前突症，顔面非対称，開咬症

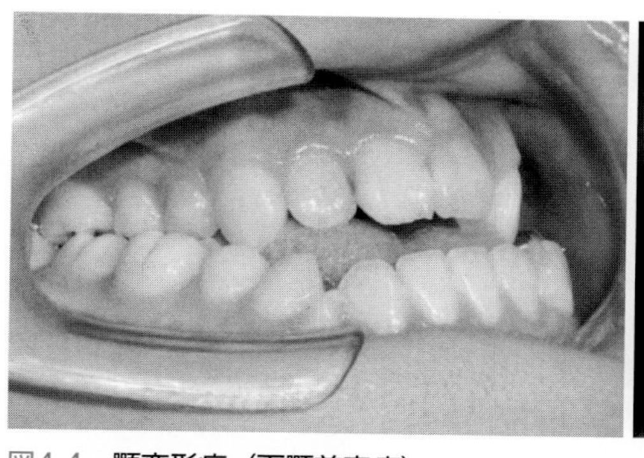
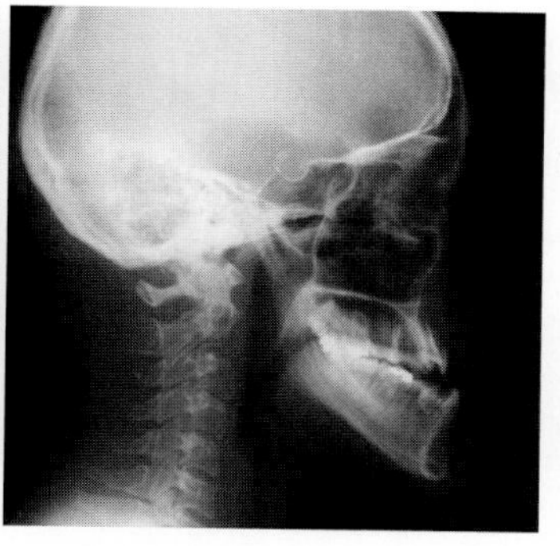

図4-4　顎変形症（下顎前突症）
（東京歯科大学水道橋病院口腔顎顔面外科学講座　渡邊　章先生のご厚意による）

等に分類される．治療は矯正歯科治療と外科的矯正治療を行う．

(1) 下顎前突症（図4-4）

①治療

- 外科的矯正治療として下顎枝矢状分割法等により後方移動を行う．
- 術後はワイヤーやゴムを使用し顎間固定を行った後，ゴム牽引を行う．

②看護

- 術後顎間固定が行われる場合の含嗽方法や口腔内の清掃方法，食事や会話について十分に説明を行い，理解を得る．
- 術後の全身状態の観察と低圧持続吸引ドレーンが留置されている場合はドレーン管理を行い，異常の早期発見に努める．
- 疼痛や腫脹により口腔清掃が不十分になることがあるため，適宜鎮痛薬を使用しながら清潔を保持する．
- 矯正用ブラケットの脱離や顎間固定用ワイヤーの緩みがないか観察する．

(2) 上顎後退症

①治療

- 外科的治療としてLe Fort I（ルフォーI）型骨切り術による上顎前方移動術を行う．
- Le Fort I 型骨切り術と下顎枝矢状分割法を同時に行う症例も多い．
- 術後はワイヤーやゴムを使用し顎間固定を行った後，ゴム牽引を行う．

②看護（下顎前突症の看護に準ずる）

- 上顎の手術後は鼻出血や鼻閉を起こしやすいため十分な観察を行う．
- 顔面の過度な腫脹を抑えるよう圧迫バンドや包帯で固定されているため，ズレがあった場合は巻き直す．

5) 顎関節症

顎関節症は顎関節や咀嚼筋の疼痛・顎関節雑音・開口障害ないし顎運動異常を主症状とする障害の包括的診断名である．

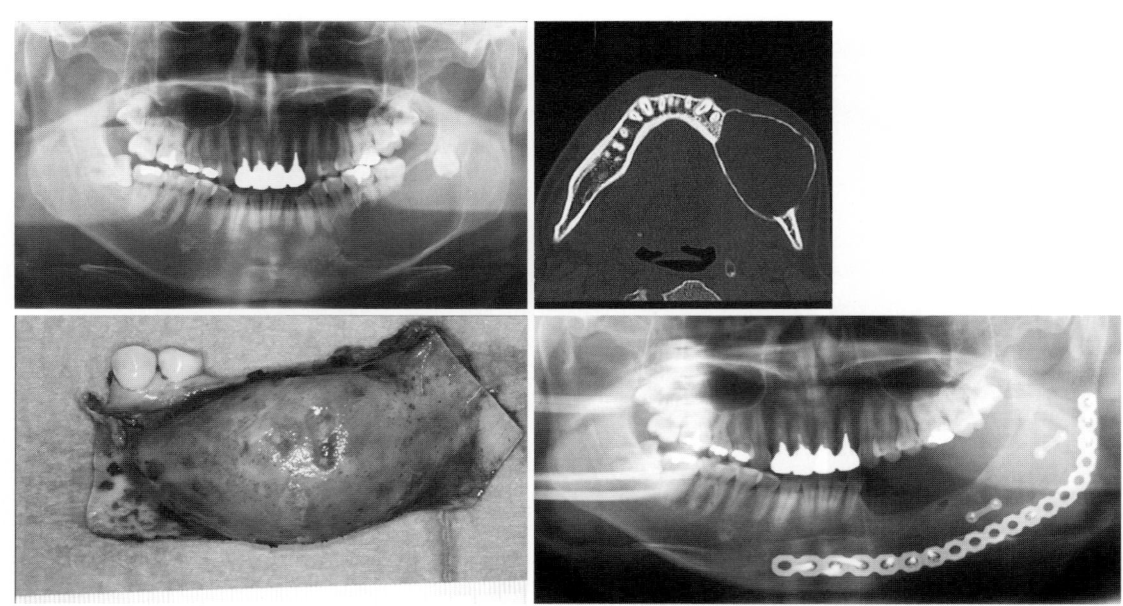

図4-5　**エナメル上皮腫**

（東京歯科大学水道橋病院口腔顎顔面外科学講座　渡邊　章先生のご厚意による）

①治療

- 保存療法：消炎鎮痛薬や中枢性筋弛緩薬，抗不安薬等の薬物療法，咀嚼筋のマッサージ，咬合挙上板の装着等
- 外科療法：顎関節腔内穿刺法，顎関節鏡視下手術，顎関節開放手術等

②看護

- 大きなあくび等で口を大きく開ける動作や，同じ姿勢を長時間とらないよう指導する．
- 食事は固いものを避け，おかゆ等あまり咀嚼しなくてもよいものを提供する．
- 咬合挙上板を装着した場合は指示された時間の装着ができているか確認する．
- 心理的・社会的要因が関係している場合もあるため，患者の背景にも注意する．

6）良性腫瘍

口腔内に発生する良性の腫瘍は，歯原性腫瘍と非歯原性腫瘍がある．歯原性腫瘍にはエナメル上皮腫，歯牙腫等があり，非歯原性腫瘍には乳頭腫，腺腫，血管腫等がある．

（1）エナメル上皮腫（図4-5）

歯原性腫瘍のなかで最も頻度が高い腫瘍である．20～30歳代に好発し臨床的には準悪性として取り扱う．緩徐に顎骨を吸収しながら発育し，顎骨の無痛性膨隆や顔貌の変形が起こる．

①治療

- 顎骨保存外科療法：開窓，摘出・掻爬等を行うが再発もある．
- 顎骨切除：根治術（顎骨辺縁切除，区域切除等）

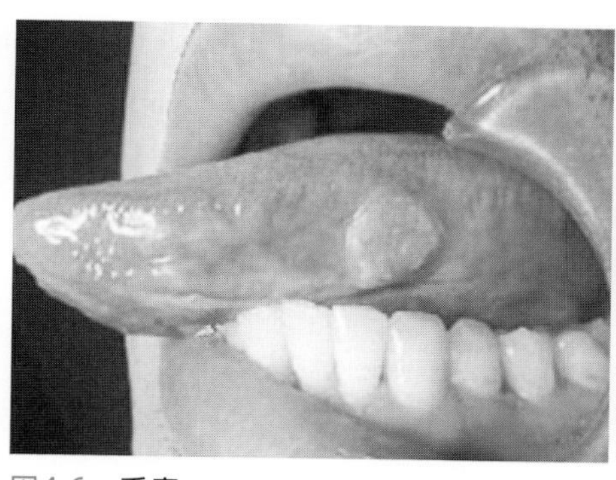
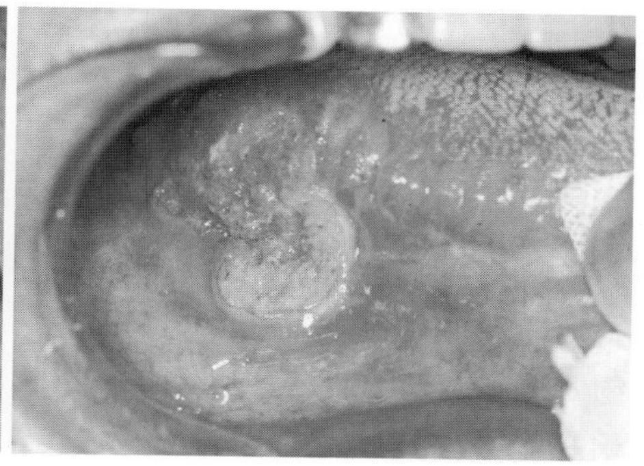

図4-6　**舌癌**

（東京歯科大学水道橋病院口腔顎顔面外科学講座　渡邊　章先生のご厚意による）

②看護

- 顎骨切除後は術後の侵襲が大きいため，バイタルサインの測定やドレーン類の管理等，異常の早期発見に努める．
- 術後の栄養は経鼻胃管から経管栄養を行うことが多いため介助を行う．
- 口腔内の清掃は，術後数日は歯科医師による口腔内清拭を行い，歯科医師の指示により徐々に含嗽やブラッシングへと変化していく．

7）悪性腫瘍

口腔内に発生する悪性の腫瘍は口腔粘膜等から発生する上皮性組織に由来する癌腫と，非上皮組織に由来する肉腫，その他，悪性リンパ腫，悪性黒色腫等がある．ほとんどが癌腫であり，発生部位別では舌癌が最も多く，歯肉癌，頬粘膜癌，口腔底癌が多い．

（1）舌癌（図4-6）

①治療

悪性腫瘍の治療法として手術療法，放射線療法，化学療法等があり，TNM分類により単独あるいはこれらの治療法を併用する．手術は早期であれば舌部分切除術が行われ，早期癌以外でも高度の上皮異形成を伴う舌白板症も適応となる．頸部リンパ節への転移が認められた場合や疑われる場合は頸部郭清術が行われる．

②看護

- 患者は手術の不安や恐怖に加え，予後への不安を抱えていることが多い．術前より患者の思いを傾聴し精神面での援助を行っていく．
- 術後は飲水，含嗽（口腔清掃），発語が制限されるため，術後の生活を想定したオリエンテーションを行い，十分な理解を得る．
- 術後は発語，嚥下機能に障害を生じることが多いため，摂食嚥下リハビリテーションを担当する歯科医師と連携をとり，誤嚥を起こさないよう介入する必要がある．

8）唾液腺腫瘍

唾液腺腫瘍はすべての唾液腺に発生し，最も多いのは耳下腺であり，そのほとんどが良性である．その他，顎下腺，舌下腺，小唾液腺等に発生し，悪性の割合は舌下腺が最も高い．

(1) 多形腺腫

多形腺腫は良性の唾液腺腫瘍であり，唾液腺腫瘍のなかで最も頻度が高く耳下腺に最も多く発生する．

①治療

周囲唾液腺組織中に腫瘍を含めた切除が行われる．

②看護

耳下腺の下に顔面神経があるため，顔面神経麻痺の症状に注意する．

9) インプラントに関わる合併症

インプラント治療は歯を失った場所に人工の歯根（インプラント）を埋入し，歯を補う治療である．

インプラント治療のリスクには，他の外科的処置時と同様であるものと治療効果を妨げるおそれのあるものがあげられる．

①全身状態に関わる危険因子

糖尿病，高血圧，虚血性心疾患，脳血管障害等．

②骨結合に関わる危険因子

糖尿病，骨粗鬆症，貧血等．

術直後の合併症として，神経麻痺，上顎洞炎，上顎洞内異物迷入，異常出血があげられる．インプラント治療後の問題として，補綴装置（上部構造）の破折・破損，インプラント周囲炎，インプラント体の動揺，インプラント体の脱落があげられる．

インプラント治療に関わる合併症の予防は，術前の十分な医療面接と検査，術中の清潔と的確な操作，治療（補綴）終了後のメインテナンス（支持療法）が重要である．

Ⅳ 口腔ケア

口腔ケアとは，うがいや歯磨きを行うことで口腔内を清潔にすることだけではなく，口腔内の疾病予防や口腔機能の維持・改善，健康状態の保持やリハビリテーションによる機能向上を含む幅広い内容のことを指す．患者に関わるすべての職種がチームで取り組むことにより，生活の質の向上や健康増進につながることが期待される．

口腔疾患患者のみではなく，脳血管障害等でADLが低下している患者や，がん治療で薬物を使用している患者等は口腔内の清潔が保たれにくく，誤嚥性肺炎のリスクも高くなる．日々の口腔ケアは人が生きていくうえでとても重要な役割があるといえる．

1 口腔ケアの目的

①細菌による二次感染（誤嚥性肺炎，感染性心内膜炎，人工呼吸器関連肺炎）を予防する．

②爽快感が得られ，食欲を増進する．

③唾液分泌が促進され自浄作用が活発になる．

④口腔内の食物残渣を除去し，口臭を予防する．

⑤歯や粘膜等，口腔内の状態を観察し，口腔内の汚染状況，出血の有無，麻痺による運動障害の状況を把握する．

2 口腔ケアの方法

口腔ケアを始めるときは必ず患者に説明をし，同意を得てから行わなくてはならない．口腔ケアに限らずどのような処置の前でも患者の同意を得てから行うということを原則とし，患者との信頼関係を築くことが大切である．また，安全に口腔ケアが行えるよう必要物品は事前に準備をしておき，ケアの途中で患者の側を離れるようなことはしてはならない．

①必要物品を準備し，患者のところへ向かう．

②患者に口腔ケアを行うことを説明し，タッチング等を行いリラックスさせる．

③体位を整える．誤嚥予防のため起坐位もしくはファーラー位をとり，頸部を前屈させた姿勢が望ましいが，上体が起こせない場合は側臥位もしくは仰臥位で顔だけを横に向けた姿勢でもよい．片麻痺がある場合は正常な反射が残っている健側を下にする．患者の全身状態をふまえ最も安全に行える体位で行っていく．

④歯ブラシをもっていないほうの手で患者の口角に指を入れ，頬を広げ視野を確保してから歯ブラシを口腔内に入れる．口腔内の汚れを観察しながらケアを行う．

3 患者の状態別の注意点

1）寝たきりの場合

- 誤嚥のリスクが高いため，すぐに吸引できる準備を行う．
- 体位に制限がなければ側臥位とし，難しい場合は仰臥位で顔を横に向ける．
- 舌根部や咽頭部の刺激により嘔吐反射を起こしやすいため注意する．

2）嚥下障害がある場合

- 嚥下障害のある患者は常に誤嚥のリスクがある．
- 誤嚥性肺炎を起こしやすいため口腔ケアが重要である．
- 体位はファーラー位またはセミファーラー位とし，顔を横に向ける際は健側を下側にする．
- 口腔内清掃は食物残渣を取り除き，プラークを除去する．
- 頬，舌と口蓋の粘膜ケアをガーゼやスポンジブラシを用いて行う．

- 口腔清掃が機械的刺激を加えることとなり，嚥下反射や咳嗽反射の訓練となる．

3）開口障害がある場合

- 疾患もしくは意思疎通が困難で開口しない場合もあるが，口腔衛生状態は不良である可能性が高い．
- 無理な開口は症状を悪化させるおそれがあるため注意する．
- 明らかな疾患がない場合，リラックスできるよう口腔周囲の筋肉（咬筋）等をマッサージし，緊張をとる．
- バイトブロックや開口器等を使用することも検討する．

4）顎間固定中の場合

- 顎間固定中は含嗽をしっかりと行う．
- 歯の表面はタフトブラシを用いてブラッシングを行う．
- 舌側面は含嗽薬を口に含み舌でこする．
- 顎間固定用のワイヤーやゴムもタフトブラシを沿わせて磨く．

5）義歯の場合

- 義歯は食後にはずして義歯用のブラシで洗浄する．
- 口腔内は含嗽やスポンジブラシ，舌ブラシを使用し清掃をする．
- 夜間等に保管する場合，水や義歯洗浄剤につけておく．
- 乾燥や落下は変形や破損の原因となるため注意する．

6）禁食中の場合

- 禁食による唾液減少により，自浄作用が低下し細菌が付着しやすい状況となる．
- 口腔内が汚染しやすい状態は誤嚥性肺炎を引き起こすリスクとなるため，口腔ケアをしっかりと行っていく．

V 救急時の看護

歯科治療は局所だけではなく全身に影響を及ぼす可能性があり，治療中もしくは治療終了直後に患者の容態が急変する場合がある．治療時に使用した麻酔薬や鎮痛薬に対しアレルギー反応を起こしてしまうことや，持病の悪化から正常な循環が保たれずショック状態に陥ることも考えられる．また，器具や抜歯した歯の誤飲や誤嚥，患者自身の転倒等で外傷を負うことも想定しなくてはならない．

看護師や歯科衛生士は急変が起こらないよう予防的視点をもつこと，不測の事態が起きてしまった場合には迅速に対応できるよう訓練していなくてはならない．

1 一次救命処置（BLS）

一次救命処置（BLS：Basic Life Support）とは，心肺停止もしくは呼吸停止に対し，器具や薬品を使用せずに行う心肺蘇生（CPR:CardioPulmonary Resuscitation）にAED（Automated External Defibrillator，自動体外式除細動器）を含めた誰もが行える処置である．ここではBLSのアルゴリズムに沿って記述する．

(1) 安全の確認

周囲の安全を確認し，安全が確保されていないと判断したときは要救助者を増やさないよう消防や警察の到着を待つ．

(2) 反応の確認

傷病者の肩を軽くたたきながらよびかけ，何らかの応答がない場合は「反応なし」とする．

(3) 119番通報

大声で周囲の人をよび，119番通報とAEDの手配を依頼する．周囲に人がいなければ自己で119番通報を行い，AEDが近くにある場合もってくる．

(4) 呼吸の確認と心停止の判断

傷病者に反応がない場合には胸と腹部の動きをみて呼吸の確認をする．呼吸が普段通りではない場合はただちに胸骨圧迫を開始する．呼吸の確認は10秒以内に行い，判断に迷う場合は心停止とみなす．熟練した医療従事者であれば頸動脈の脈拍を確認するが省略してもかまわない．

(5) 胸骨圧迫

①傷病者を平坦な場所に仰臥位で寝かせる
②胸骨圧迫の部位は胸の真ん中（胸骨の下半分）とする
③胸骨圧迫の深さは胸が約5cm沈む程度とし，6cmは超えない
④圧迫するごとに胸壁を元に戻す
⑤圧迫のテンポは1分間に100～120回とする
⑥胸骨圧迫の中断は最小限とする

(6) 胸骨圧迫と人工呼吸

気道を確保し人工呼吸を行う技術がある場合は胸骨圧迫と人工呼吸を30：2の比で行う．人工呼吸ができない場合は胸骨圧迫のみのCPRを行う．

(7) AED

AED（図4-7）が到着したらすみやかに装着をする．AEDは蓋を開けると自動的に電源が入るものと電源ボタンを押すものがある．電源を入れることで音声メッセージが流れるためその指示に従って行動する．

2 血管迷走神経反射

血管迷走神経反射は，治療時の不安や緊張，痛み，ストレス等により迷走神経が興奮し，血管拡張による血圧の低下や徐脈となり脳血流量が減少し，失神やめまい等を引き起こす．

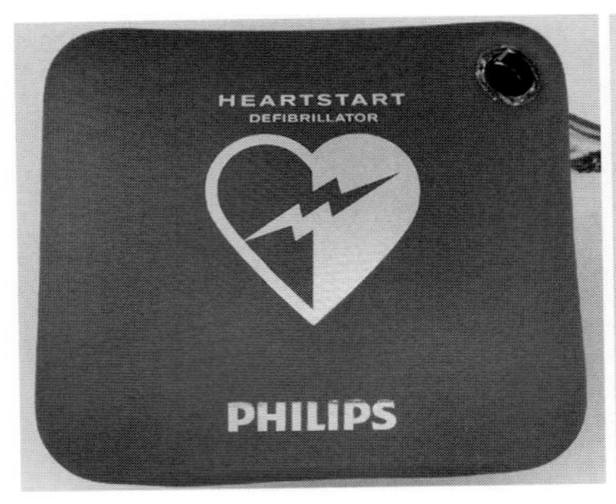

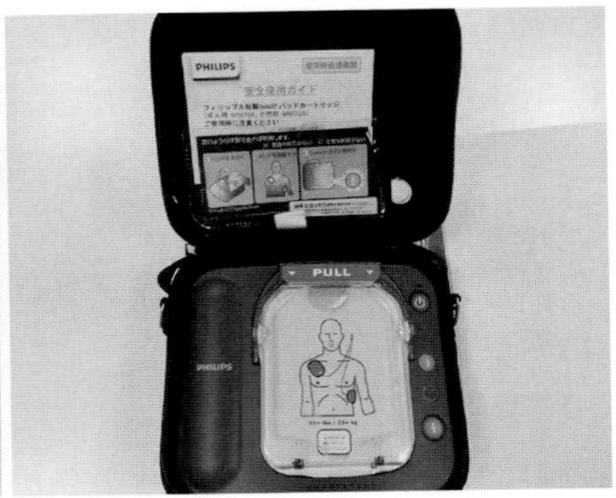

図4-7　AED

1）原因

治療における痛みや不安・緊張等のストレス・睡眠不足・疲労・長時間立っているとき等.

2）症状

血圧低下，徐脈，顔面蒼白，失神，冷汗，悪心等.

3）処置の要点

- 血管迷走神経反射は坐位で起こりやすいため，反射が起きた場合は仰臥位にし，下肢を挙上する
- バイタルサインの測定と全身状態を観察し，異常の早期発見に努める.
- 気道の開通に障害となるもの（治療器具，ガーゼ，ラバーダム，義歯等）を口腔内から取り除く.
- 呼吸困難感を訴えた場合，気道を確保し酸素投与の準備をする.
- 手すりやベッド柵を使用し転落を防止する.
- 薬剤を使用する可能性を考慮し，末梢静脈路確保の準備をする.

3 過換気症候群

過換気症候群とは，不安や緊張等の精神的ストレスにより過呼吸や頻呼吸となり，血液中の二酸化炭素濃度が低下することで手指や口唇のしびれ，呼吸困難感，意識障害，四肢の硬直等の症状が引き起こされる.

1）原因

不安や緊張等の精神的ストレス，疲労，発熱等.

2）症状

呼吸困難，手指や口唇のしびれ，四肢の硬直，頭痛，動悸，興奮，失神等.

3）処置の要点

- 患者にゆっくり話しかけ，ゆっくり呼吸をするよう促す.
- 意識的に大きくゆっくりとした呼吸を行い，数秒息を止めることを繰り返す.

- 治療に対する不安を取り除くため，歯科用の器具等はみえない所に置く．
- バイタルサインを測定し，異常の早期発見に努める．
- 不安が強い場合は抗不安薬の投与も検討される．

Ⅵ 洗浄・消毒・滅菌

顎・口腔領域に疾患を有する患者の診療時に，すべての患者の感染症を把握することは困難である．歯科治療時は歯や骨を切削する器具を使用することや注射・切開・縫合等，観血処置を伴うものが多い．診察時に使用された器材は適切な洗浄・消毒・滅菌が行われなければならない．

1 洗浄・消毒・滅菌の定義

①洗浄：器材や手指に付着する有機物や汚れを物理的に除去する．

②消毒：生存する微生物の数を減らすために用いられる処置であり，必ずしも微生物すべてを殺菌・除去するものではない．

③滅菌：すべての微生物を殺菌または除去し，無菌状態にする．

2 洗浄・消毒・滅菌の方法

1）洗浄

（1）ジェットウォッシャー超音波洗浄装置（ウォッシャーディスインフェクター）（図4-8）

強力水流による洗浄と熱湯による除染，温風による乾燥を行う．滅菌を効果的に行えるまで汚染物を除去する．

2）器具の消毒と滅菌

（1）物理的消毒法（図4-9）

①熱水消毒法：80℃10分間で芽胞を除くほとんどの一般細菌，真菌，ウイルス，結核

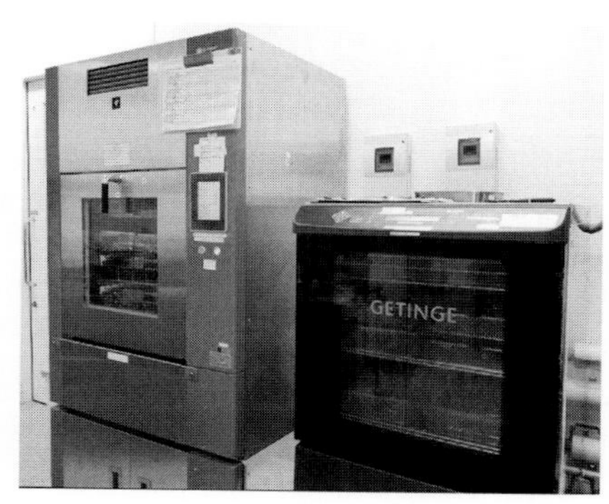

図4-8 ウォッシャーディスインフェクター

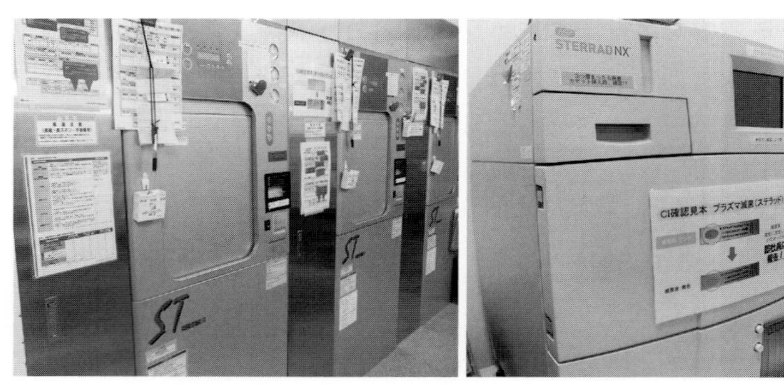

図4-9　オートクレーブ・プラズマ滅菌器

菌を感染可能な水準以下にする方法

②煮沸消毒法：沸騰水中に器具を沈め15分以上煮沸する方法．一般細菌，真菌，ウイルス，結核菌を殺滅するが，芽胞は殺滅しない．

③蒸気消毒法：100℃の流通水蒸気中に30～60分間放置する方法．一般細菌，真菌，ウイルス，結核菌を殺滅するが，芽胞は殺滅しない．

④間歇法：80～100℃の熱水または流通水蒸気中で1日1回30～60分間ずつ3～6回加熱を繰り返し芽胞形成菌も殺滅しようとする方法．

⑤紫外線法：254 nm付近の波長をもつ紫外線を照射し微生物を殺滅する方法．照射表面にのみ効果を発揮する．

(2) 化学的消毒法

①消毒薬を使用した消毒方法

熱消毒や滅菌法を用いることができない非耐熱性の材料等に薬液消毒を行う．消毒薬は期待される消毒水準と金属腐敗性や皮膚・粘膜への刺激性に注意し，選択する必要がある（表4-3）．

(3) 滅菌法

滅菌法の種類と特徴については表4-4を参照．

表4-3　消毒薬の分類

分類	消毒薬	有効な病原体
高水準消毒薬	グルタラール，フタラール，過酢酸	大量の芽胞を除いてすべての微生物を殺滅するが，生体には使用できない
中水準消毒薬	次亜塩素酸ナトリウム，ポビドンヨード，アルコール	芽胞以外のすべての微生物を殺滅し，生体・環境にも使用できる
低水準消毒薬	クロルヘキシジン，ベンザルコニウム塩化物，両性界面活性剤	ほとんどの一般細菌とある種の真菌・ウイルスを殺滅するが，結核菌や消毒薬に耐性を有する菌は殺滅できない．安全性は高い

表4-4　滅菌法の種類と特徴

種類	高圧蒸気滅菌法（オートクレーブ）	乾熱法	酸化エチレンガス法（EOG滅菌）	過酸化水素低温プラズマガス滅菌法
特徴	密封された装置内で一定の温度，圧力の飽和水蒸気で加熱することで微生物を殺滅する	適切な温度（160℃～190℃）の乾熱空気中で加熱することにより微生物を殺滅する	酸化エチレンガスを使用し微生物のタンパク質に化学反応を起こし殺滅する	過酸化水素ガスに高周波やマイクロ波のエネルギーを加えプラズマ化したものを利用し微生物を殺滅する
長所	・短時間で処理できる ・副作用の心配がない ・被滅菌物の材料劣化が他の熱処理より少ない ・経済的	・蒸気が浸透しにくいものでも滅菌可能	・温度・湿度に弱い物品の処理が可能 ・すべての微生物を殺滅できる ・金属が腐食しない	・残留毒性がない ・短時間で処理できる ・低温（45℃～50℃）での滅菌処理が可能
短所	・耐熱性・耐水性のないものには使用できない	・芽胞やある種のウイルスは死滅しない	・可燃性・毒性がある ・処理時間が長い ・作業環境に関する規制がある ・残留毒性があり，エアレーション*が必要	・塗料が落ちる器材がある
適応	・鋼線小物 ・金属製品 ・ガラス製品 ・シリコーン製品	・鋼線小物 ・ガラス製品 ・繊維製品	・プラスチック製品 ・ゴム製品 ・ハンドピース ・電気メス　等	・プラスチック製品 ・ゴム製品 ・光学器械 ・鋼線小物
禁忌	・プラスチック製品 ・光学機器	・ゴム製品 ・耐熱性のないもの	・塩化ビニール製品 ・液体	・セルロース類（布・糸等） ・液体や粉 ・水分や空気を多く含むもの
注意点	・空気の排除を完全に行うこと ・滅菌後に湿っている場合，再汚染されやすい	・ガラス製品と金属製品を同時に滅菌する場合，温度条件を上げる必要がある	・残留毒性があるためエアレーションが必要	・専用の包装が必要 ・残留毒性がなく，エアレーションは不要
作業環境			・作業主任者の選任 ・6カ月以内に1回の健康診断の実施と健康診断記録の保存（5年間） ・作業記録の保存（30年間） ・6カ月以内に1回の作業環境測定の実施 ・防毒マスクの着用 ・ガス漏れ警報器を設置することが望ましい	

*エアレーション
滅菌物に残留した酸化エチレンおよびその反応生成物を二酸化炭素と水に化学反応させ，無害化し屋外に放出すること．

器材の回収
洗浄
乾燥
組み立て
シーラー
滅菌
保管・供給

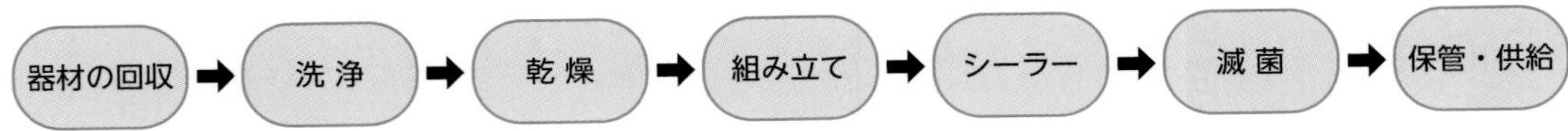

図4-10　滅菌室での作業の流れ

3 滅菌物の保管と取り扱い

1) 保管

- 水濡れまたは湿気を帯びる可能性のある場所での保管は厳禁である.
- 通気口や換気ファンの近くで保管しない.
- ほこりがつかないよう扉のついた棚で保管することが望ましい.
- 包装が破損しないよう重ねるまたは詰め込んで保管することは避ける.

2) 取り扱い

- 作業前後は手指衛生を行う.
- 落下した滅菌物は包装が破損している可能性があるため，一度開封した滅菌物と同様に不潔扱いとする.
- 滅菌物の包装が破損している場合，不潔扱いとする.
- 滅菌後のバックにマジック等のペンで文字を記載しない.
- 滅菌物は濡れた手で扱わない.
- 滅菌室での作業の流れを理解する（図4-10）.

VII 感染対策

病院に来院する患者は，何らかの感染症に罹患していることや保菌者である可能性があり，病原体が多く存在することを念頭に感染対策を講じなくてはならない．また，医療従事者が媒介となり感染を拡げてしまう可能性もある．近年，多くの抗菌薬に対し耐性を獲得した多剤耐性菌が世界中で増加しており，抗菌薬が効かず治療が困難になっている症例が問題となっている．正しい知識を修得し，実践することが院内感染を防ぐために重要である.

1 標準予防策（スタンダードプリコーション）

標準予防策は感染症の有無に関わらず，すべての患者に対し標準的に用いる最も重要な感染対策である．患者の血液，体液，汗を除く分泌物，排泄物，損傷のある皮膚，粘膜は感染の可能性があると考え行動する.

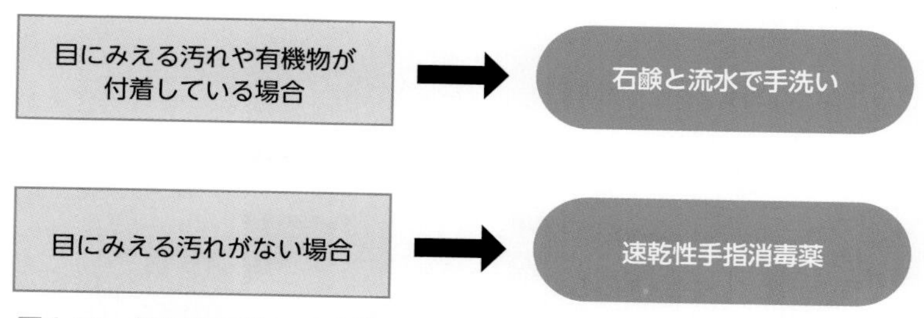

図4-11　衛生的手洗いの方法

2 手指衛生

1）目的

手指に付着した有害な微生物を取り除き，病原微生物の伝播を遮断するために行う．

2）手指衛生の種類

「日常手洗い」「衛生的手洗い」「手術時手洗い」の3つに分類される．医療従事者が必要とする手洗いは「衛生的手洗い」である（図4-11，12）．

3）手指衛生時の注意

①手袋着用の有無に関わらず，血液，体液，汗を除く分泌物，排泄物，損傷のある皮膚，粘膜に触れた場合は手指衛生を行う．

②医療処置の前後，手袋を外した後，同じ患者であっても異なる部位の処置を行う際は手指衛生（速乾性手指消毒薬を含む）を行う．

③爪は短くする．

④時計・指輪は外し，処置を行う際は装着しない．

⑤手洗い後の蛇口ハンドルには触れず，手を拭いたペーパータオル等で水を止める．

⑥手荒れが生じている場合，手指衛生をすることが刺激になり避けてしまうことや，黄色ブドウ球菌等の菌が定着しやすくなり交差感染の危険が増してしまうため，保湿剤を積極的に使用する．

3 個人防護具（PPE）

個人防護具（Personal Protective Equipment：PPE）は手袋，サージカルマスク，エプロン，ガウン，ゴーグルまたはアイシールド等を必要な場面で適切に選択し着用する（表4-5，図4-13～15）．

個人防護具を使用後はただちに医療廃棄物のゴミ箱に捨て，防護具の表面に付着している微生物で周囲の環境を汚染することのないよう注意する（図4-16～19）．

COVID-19対策としてエアロゾルが発生する処置を行う場合，サージカルマスクではなく，より密着性が高いN95マスクを使用する．

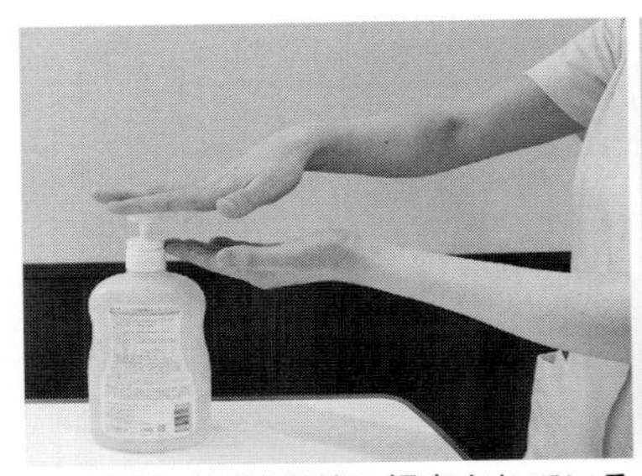

①速乾性手指消毒薬に規定されている量を手にとる.

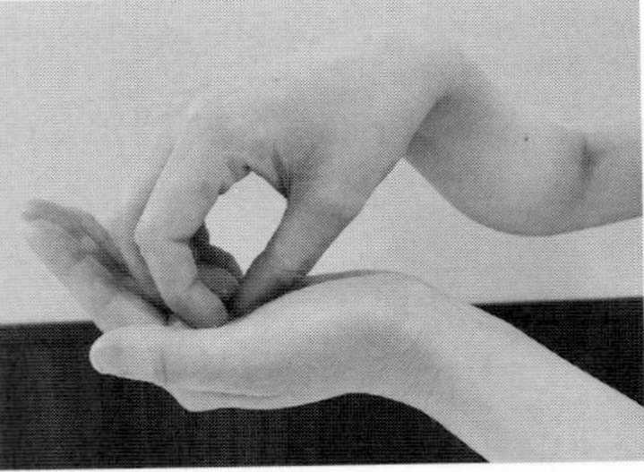

②指先と爪に消毒薬を擦り込む.

③反対の手も同様に指先・爪に擦り込む.

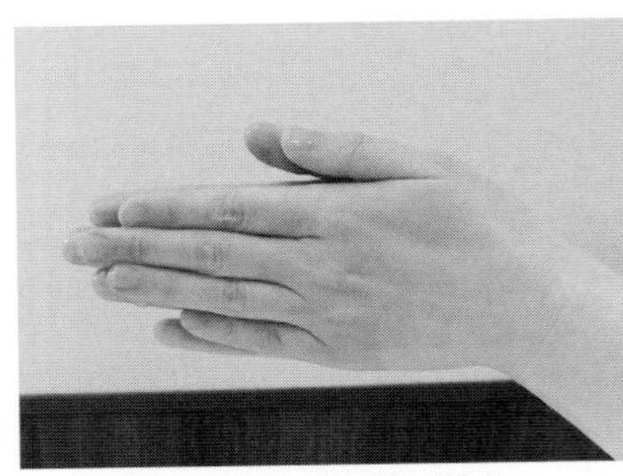

④手のひらと手の甲に擦り込む.

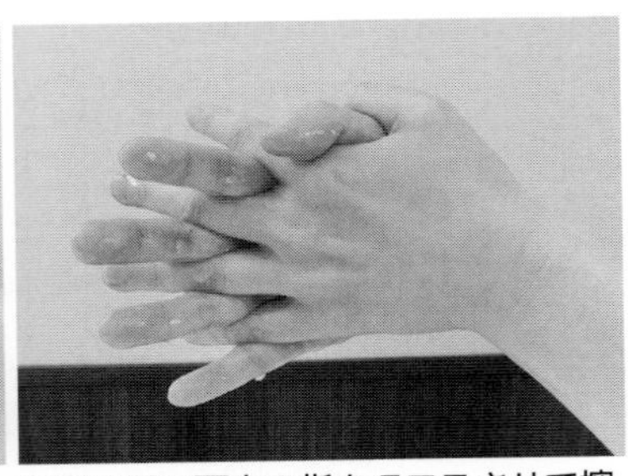

⑤指の間に両方の指をクロスさせて擦り込む.

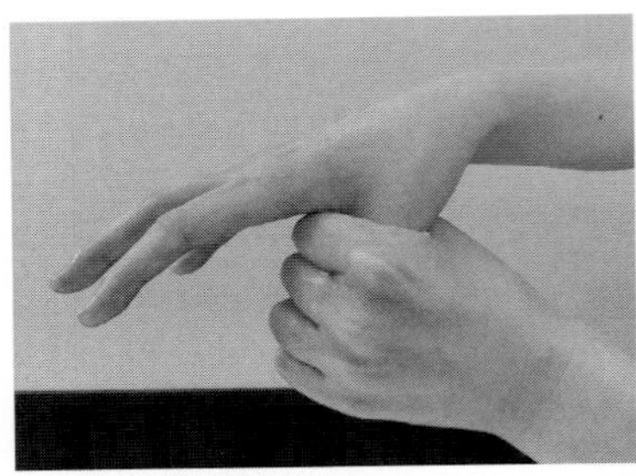

⑥親指周囲に擦り込む.

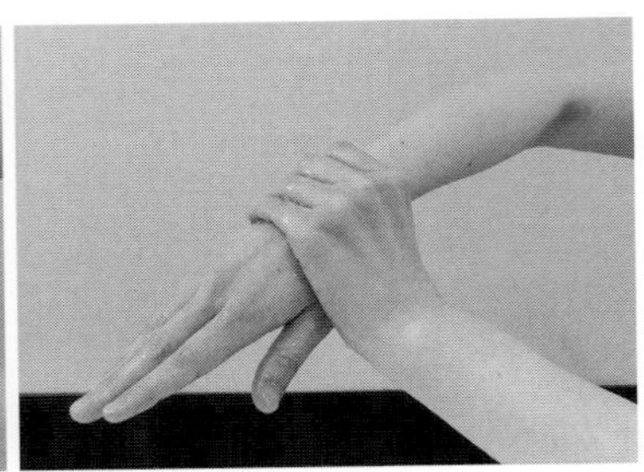

⑦手首に擦り込む.

図4-12　手指衛生

表4-5　処置別PPE

処置・ケア	手袋	マスク	エプロン	袖あり ガウン	ゴーグル アイシールド
口腔ケア	○	○	△		○
喀痰吸引（気管）	○	○	○	△	○
採血	○				
薬液準備	○	○			
環境整備	○	○	○		
創部の洗浄	○	○	○		△
嘔吐物の処理	○	○	○		
オムツ交換	○	△	○		
血液が飛散する 可能性のある処置	○	○	○	△	○

○：必ず使用　　△：状況により使用

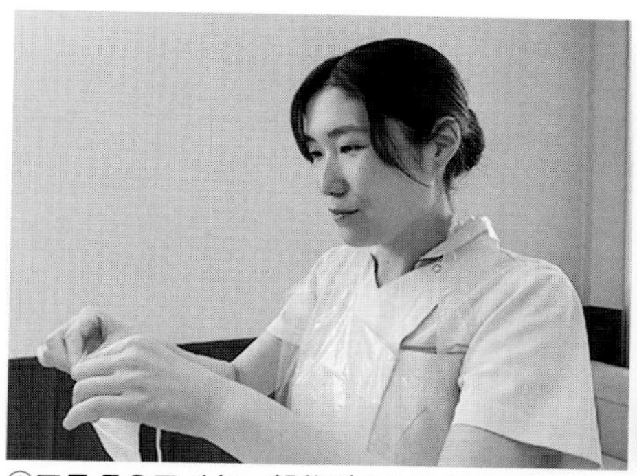

①マスクのワイヤー部分が上になるよう確認する.

②マスクのゴムひもを耳にかける.

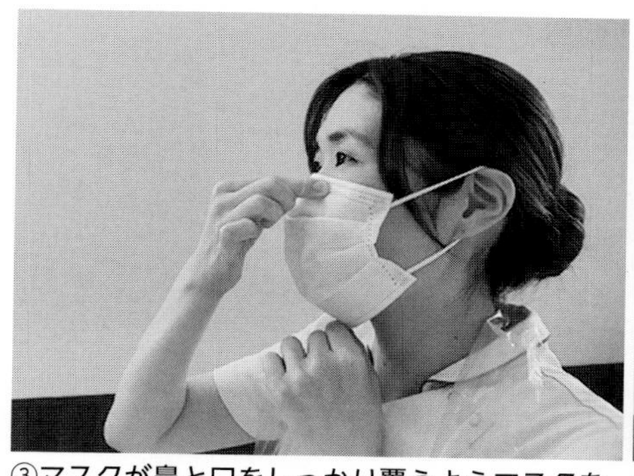

③マスクが鼻と口をしっかり覆うようマスクを広げる.

④マスクに隙間ができないよう鼻の形に整える.

図4-13　マスク着

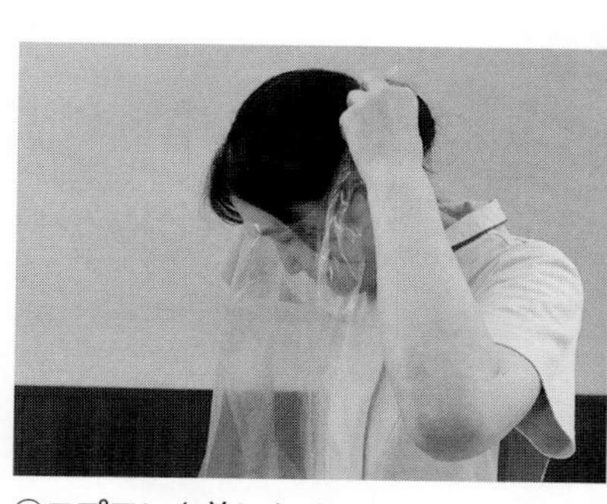

①エプロンを首にかける.

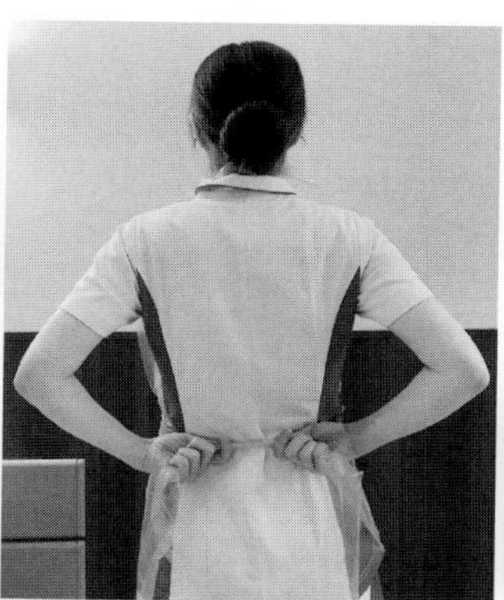

②腰ひもを広げ後ろで結ぶ.

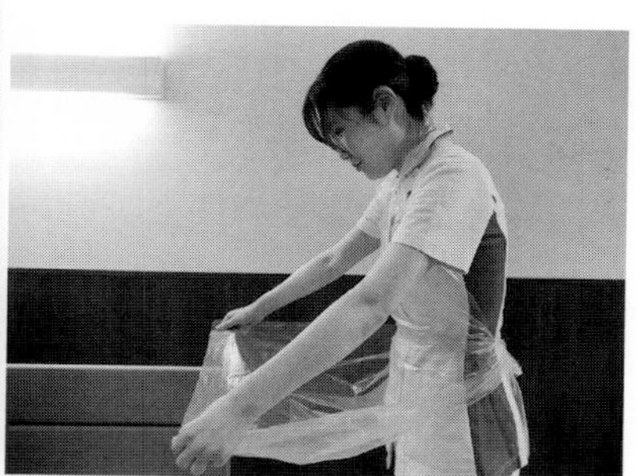

③エプロンが広がっていることを確認する.

図4-14　エプロン着

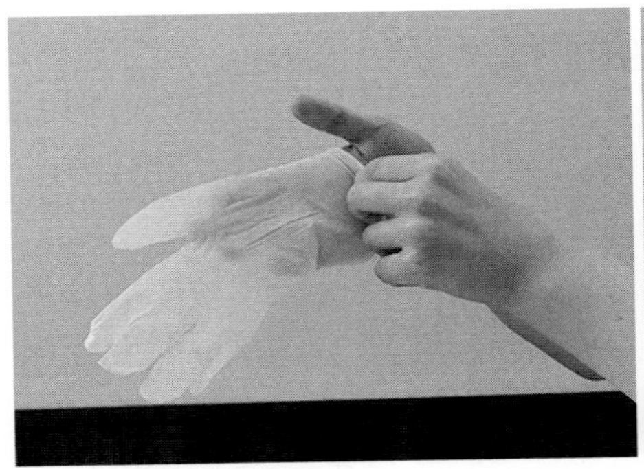

①手袋の手首部分をつかむ.

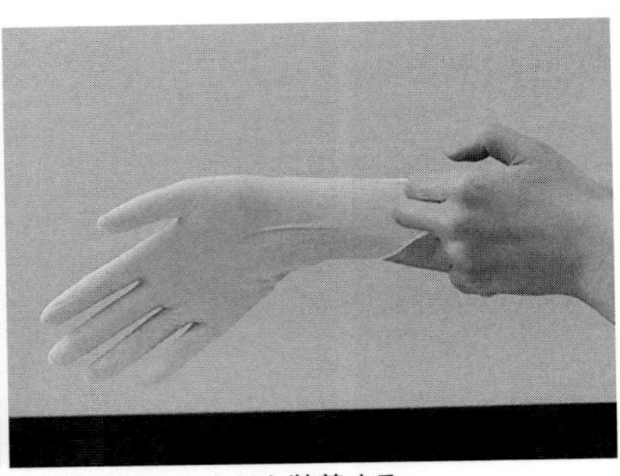

②指先までしっかりと装着する.

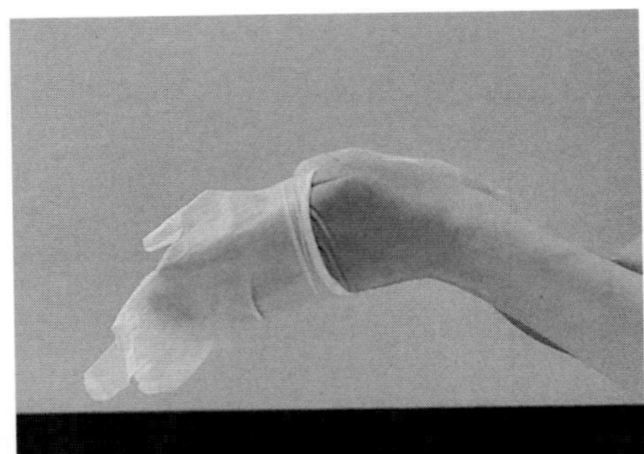

③もう片方の手も同様に手袋の手首部分をつかむ.

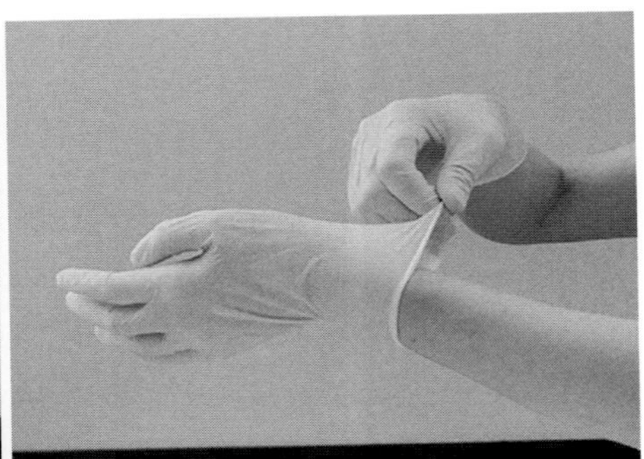

④指先までしっかりと装着する.

図4-15　手袋着

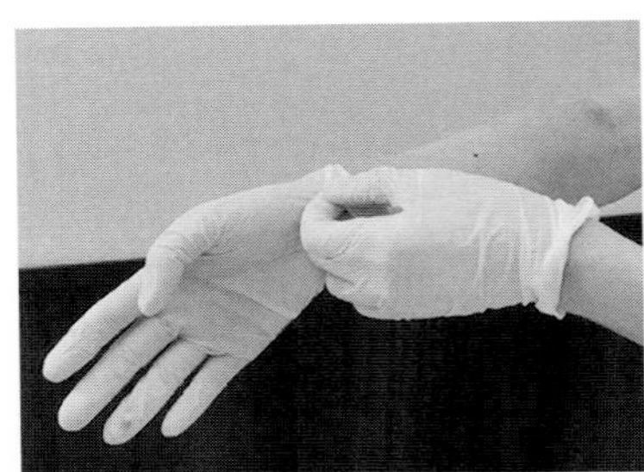

①片方の手袋の袖口をつかむ.

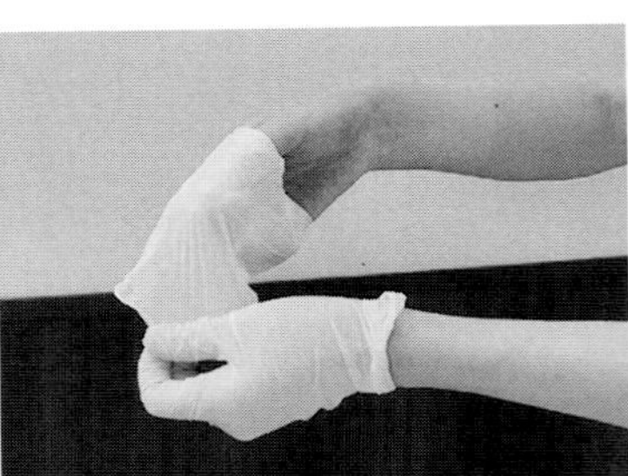

②手袋が中表になるよう外す.

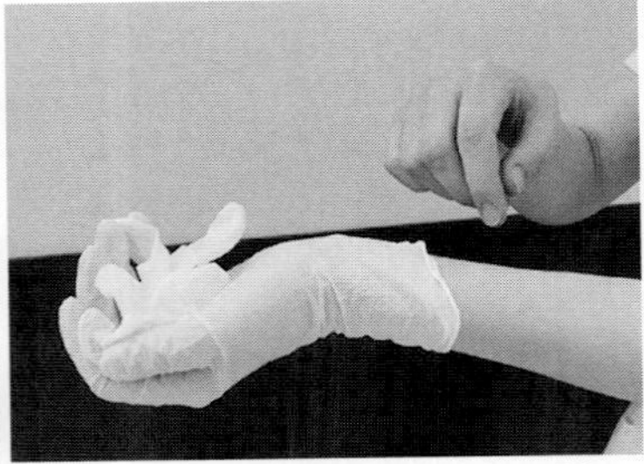

③手袋を装着している手のうえで外した手袋を丸めてもつ.

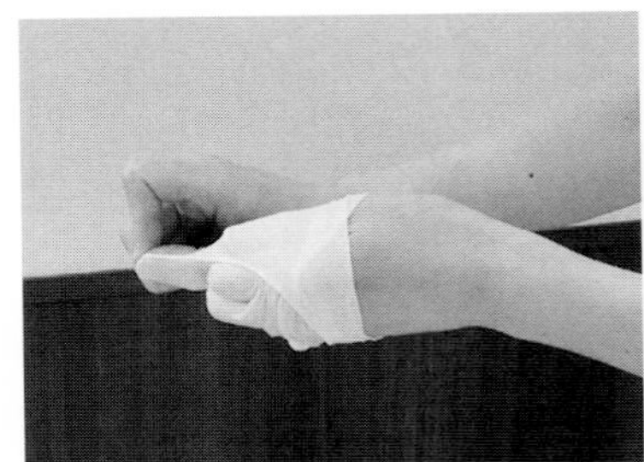

④手袋を外した手でもう片方の手袋の袖口をつかむ.

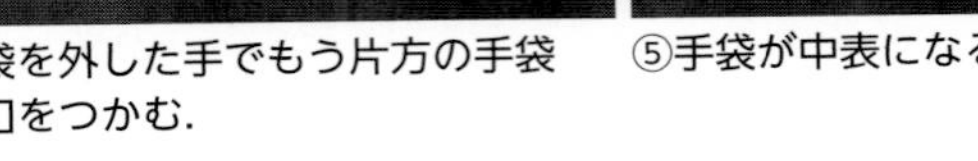

⑤手袋が中表になるよう外す.

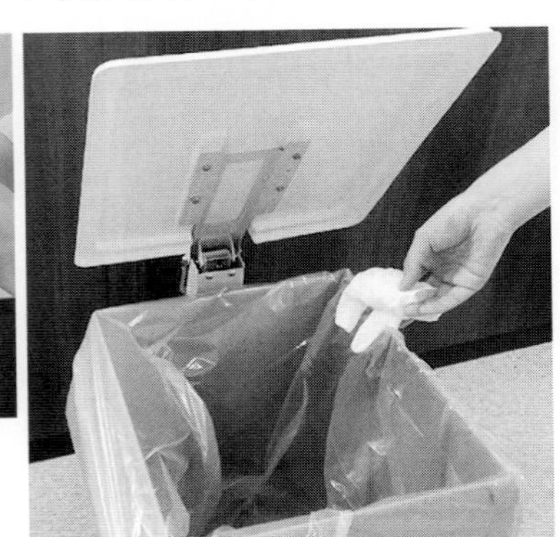

⑥医療廃棄物のゴミ箱に捨て手指衛生を行う.

図4-16　手袋脱

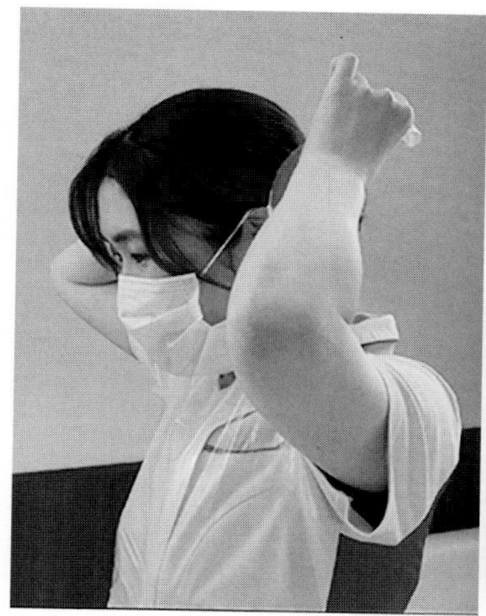
①首ひもをちぎる.

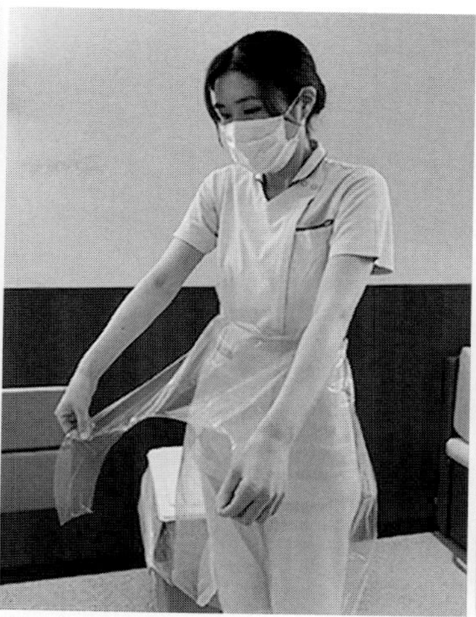
②ひもをもちエプロンの上側を前にたらす.

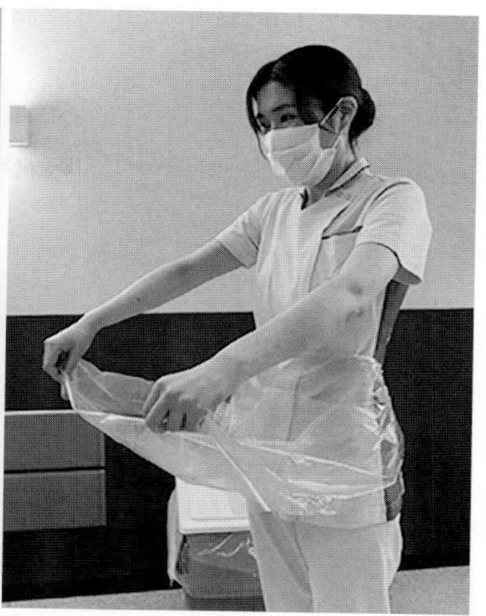
③エプロンのすそをもつ.

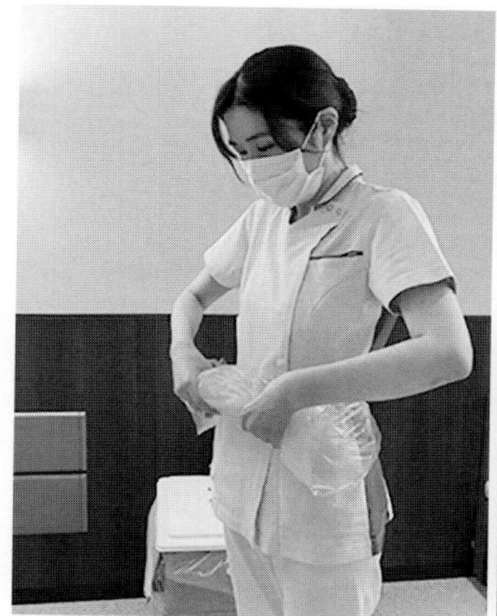
④エプロンの下側を中表になるよう腰の辺りまでたたむ.

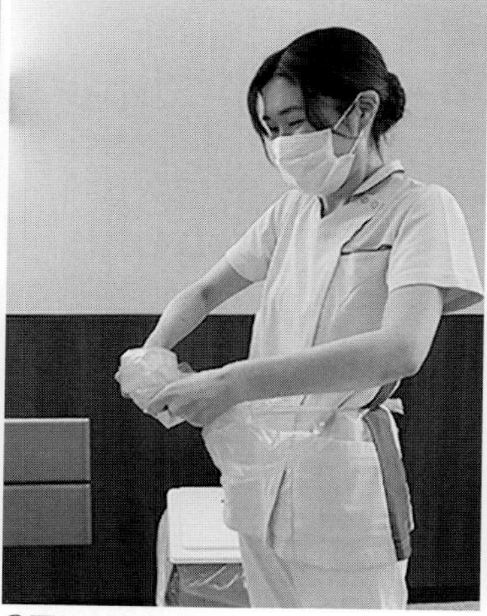
⑤腰ひもをちぎる.

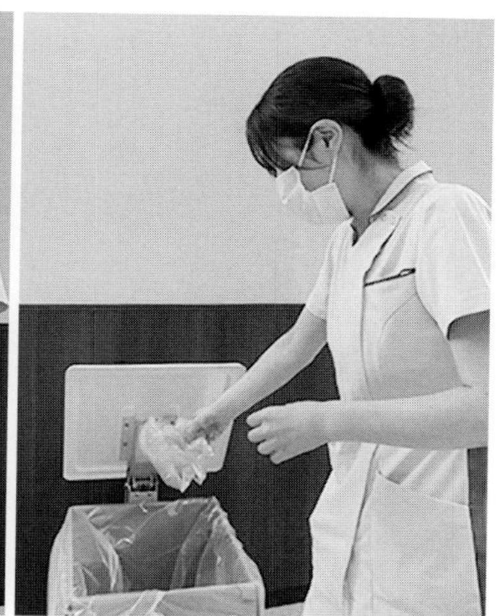
⑥丸めて医療廃棄物のゴミ箱に捨て手指衛生を行う.

図4-17　エプロン脱

4 感染性疾患に対する対策

1) 外来患者の感染対策

外来に通院している患者の基礎疾患はさまざまであり，過去に感染性疾患に罹患していることは多くある．なかには無症状で経過していたため，自分が感染性疾患をもっていることを知らない患者もいる．初診時の医療面接で患者本人からの聴取も重要であるが，どのような感染症にも対応できるよう標準予防策を怠らないことが必要である．

近年ではCOVID-19が世界的に大流行し，いつ，どこで，誰が感染していてもおかしくないという状況が広がってきている．また，ユニバーサルマスキングが常態化しつつあるが，マスクも正しく装着できていなければあまり意味がない．感染対策は必要な患

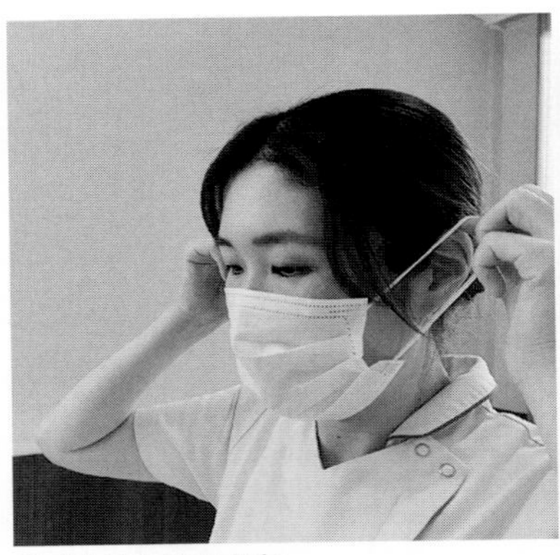
①ゴムひもをつかむ.

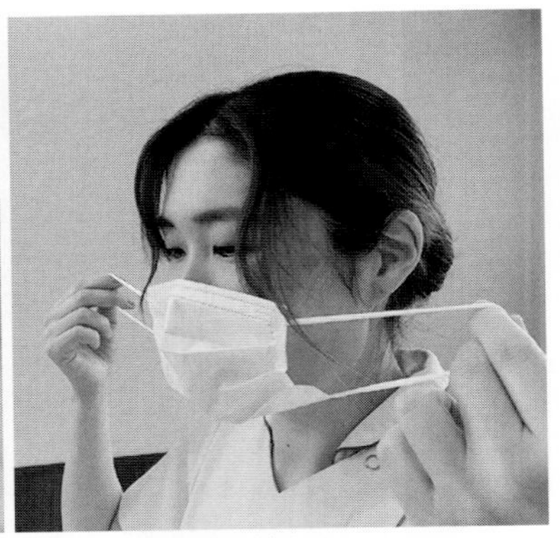
②両手でマスクを外す.

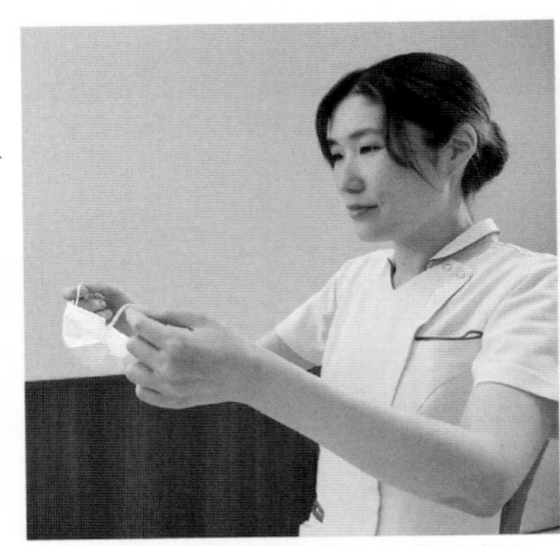
③マスクの表側に触れないようにする.

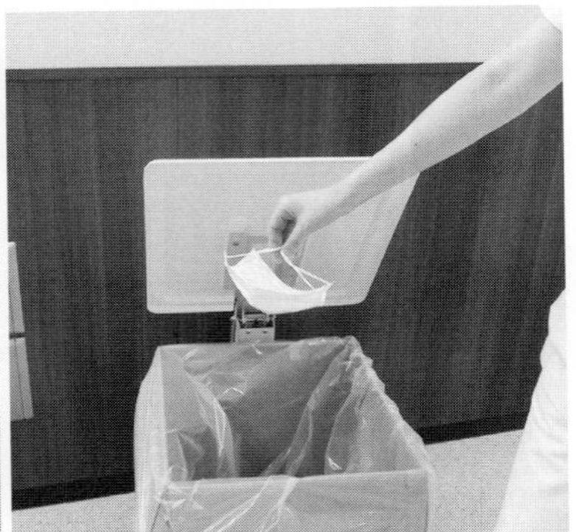
④医療廃棄物のゴミ箱に捨て手指衛生を行う.

図4-18　マスク脱

者に正しく行うことが重要である.

感染症が明らかになっている患者の場合，感染経路を遮断する対策が必要となる．また，血液や膿が付着する器具はできる限りディスポーザブル製品を使用し，単回使用にすることが感染対策となる．歯科用の器具はディスポーザブルにならない器具も多いため，患者に使用した物品は適切に取り扱い，再滅菌の工程をふめるよう管理する.

2）医療従事者の感染対策

医療従事者は標準予防策を必ず行うとともに，感染経路別予防策も考慮しなくてはならない.

感染経路別予防策とは

- 接触予防策
- 飛沫予防策
- 空気予防策　の3つである.

標準予防策はすべての患者に行うことであるため，感染症が明らかになっている場合は，個室隔離等の感染経路別予防策を追加していく（図4-20）.

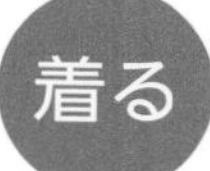

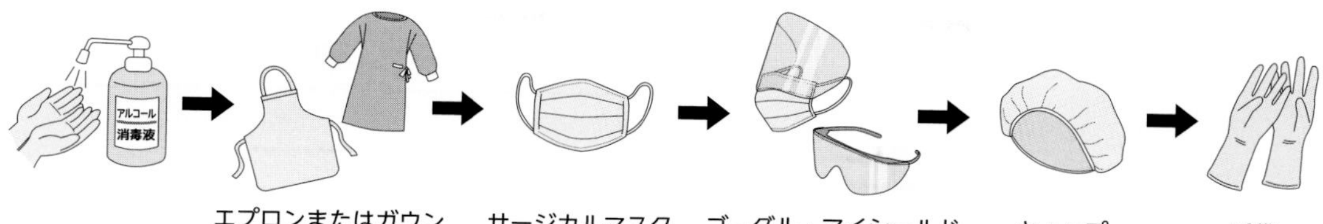

脱ぐ

汚染したと感じたら適宜手指消毒
すべてのPPEを外したら手指消毒

手袋とガウンを一緒に脱ぐ場合

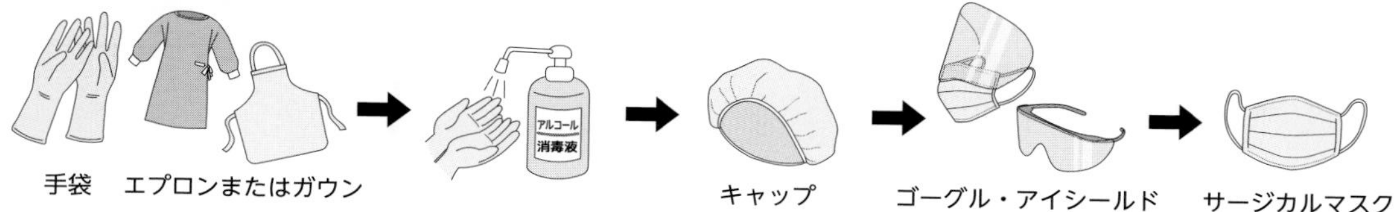

手袋とガウンを別々に脱ぐ場合

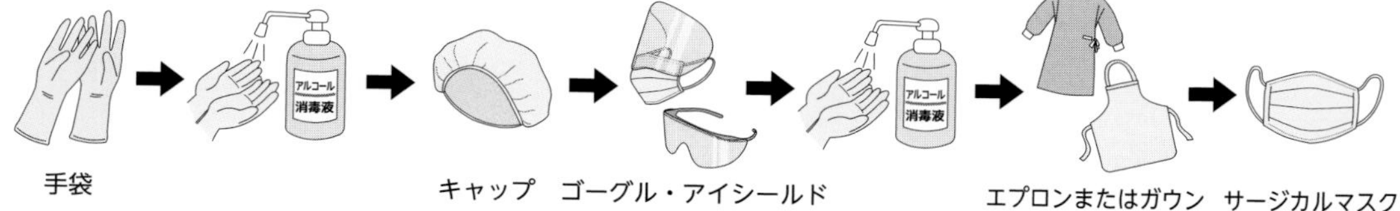

図4-19　PPE着脱

また，医療従事者は針刺し事故等で血液曝露の危険が高い職業である．万が一針刺し事故が起きた場合は，すぐに流水で洗い流し，責任者に報告し適切な対応を行う．血液を絞り出すことや消毒薬を使用することは有効性が確認できていないため，洗浄を最優先とする．

3）環境への対策

- 患者周辺の環境は汚染やほこりがないよう清掃する．
- 手がよく触れる環境表面（歯科用チェア，ベッド柵，床頭台，ドアノブ，手すり等）は毎日の清掃と，使用ごとにも清掃する．
- 血液や分泌物・排泄物で汚染された場合，PPEを着用し消毒薬を含有したクロス等で拭き取る．
- ノロウイルスに罹患していると思われる患者の排泄物は0.1％次亜塩素酸ナトリウム

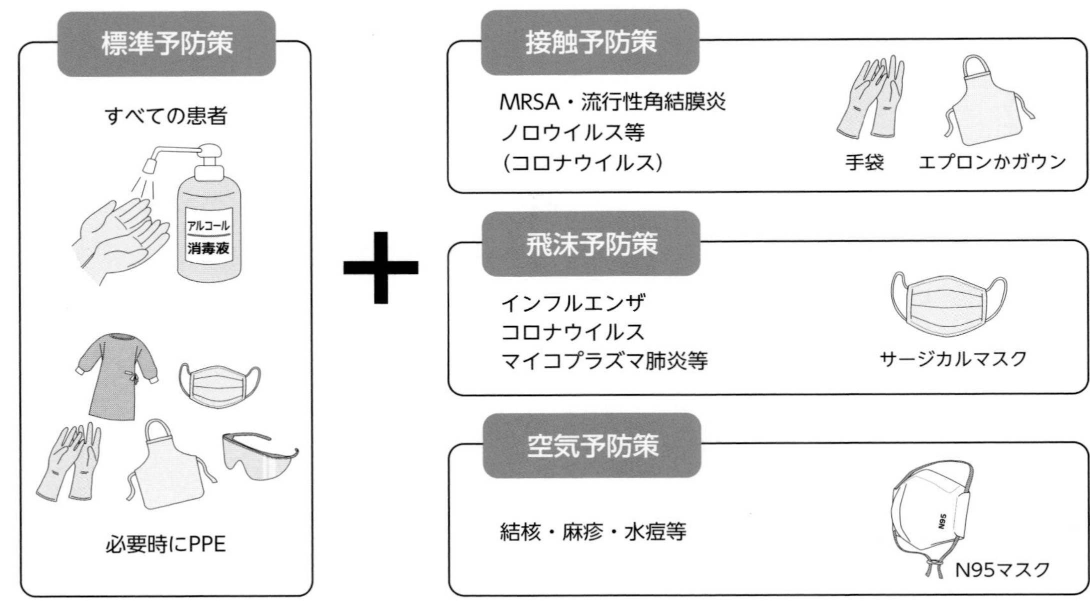

図4-20　標準予防策と感染経路別予防策

液で拭き取る.
- 拭き取りは一方向に行い，クロス等を戻さない.

Ⅷ 医療安全対策

医療安全とは患者の安全を最優先に考え，安心で質の高い医療を提供するために病院全体で取り組むことである．厚生労働省は医療安全の確保は医療政策における最も重要な課題の1つとして医療安全施策を行っている．

2014年には医療事故調査制度を含む医療法改正法案が成立しており，医療事故が起きた場合，医療事故調査・支援センターに報告することが義務づけられている．そのため病院内でも医療安全に関わる専門の部門・窓口が設けられ活動を行っている．医療事故を未然に防ぐこと，医療事故の再発を防止し医療の安全を確保することが主な活動目的である．

1 医療安全管理体制

医療法に基づき病院等の管理者は安全管理のための体制を確保しなければならない．安全管理のための指針の整備，委員会の開催，職員研修の実施，安全の確保を目的とした改善のための方策を講じることが義務づけられた．

表4-6　**患者影響度分類**

	レベル	患者への影響と事例内容
インシデント	0	間違ったことが実施される前に発見された
	1	間違ったことが実施されたが患者への影響がなくその後の観察も必要なかった
	2	間違ったことが実施されたが，処置や治療は行う必要はなかった（観察の強化，採血，X線写真検査の必要性があった）
	3a	簡単な処置や治療を要した（消毒・湿布・皮膚の縫合・鎮痛薬の投与等）
アクシデント	3b	濃厚な処置や治療を要した（人工呼吸器の装着・骨折・手術・入院日数の延長・外来患者の入院等）
	4	事故により永続的な障害や後遺症が残った
	5	事故が死因となった（原疾患が自然経過によるものを除く）

病院等の管理者は院内感染対策，医薬品にかかる安全管理，医療機器にかかる安全管理等の体制を整えなくてはならない．

2 事故報告

医療事故はアクシデント，事故には至らなかったが事故に発展する可能性がある出来事をインシデントという（表4-6）．

インシデント・アクシデントが発生した場合，施設内で定められた方法で医療安全管理室等に報告する．現在では電子カルテ上で行う場合が多く，一般的に以下のような項目の入力が求められている．

(1) インシデント報告書

- 患者情報（ID・年齢・性別）
- 患者影響度分類（表4-6）
- 報告者の職種・所属・経験年数（免許歴）
- 発生日時
- 発生場所
- 発生要因
- 事故の種類・内容
- 発生時の状況
- 対応と結果
- 改善策

報告された事例から原因分析と対策を講じ，関連部署のみではなく病院全体で情報を共有する．

3 誤飲・誤嚥防止

1）誤飲と誤嚥の違い

(1) 誤飲

本来は飲まないものを飲んでしまうこと．

(2) 誤嚥

飲み込みがうまくできず，気管に入ってしまうこと．

2）歯科治療時の誤飲・誤嚥防止対策

(1) ラバーダム防湿

唾液の流入を防ぎ，治療器具・修復物・補綴装置等の誤飲・誤嚥を防止する．

(2) 簡易防止策

ラバーダム防湿が行えない場合に行う防止策である．

- 咽頭部にガーゼを広げる
- 患者の顔を横向きにしておく
- 補綴装置等の把持の確認

3）誤飲・誤嚥発生時

①咽頭に落下させた場合，患者の顔を横に向け異物を吐き出させる．

②歯科用チェアは水平位にし，頭部を挙上しない．

③胸部X線を撮影し，異物の位置を確認し，専門医の診察を受ける．

4 転倒・転落防止

1）転倒・転落防止対策

- 転倒の危険を予測し，廊下や床に物を置かない．
- 手すりは常に使用できるよう吊り棚等の設置はしない．

(1) 入院患者の場合

- 転倒・転落アセスメントシートを使用し，転倒のリスク評価を行い看護計画の立案をする．
- ベッド周囲の環境整備を行う．
- ベッドの高さは最も低い位置とする．
- 手の届く所にナースコールを設置する．
- ベッド，床頭台，オーバーベッドテーブル等のストッパーをかける．
- 必要時ベッド柵を使用し，ベッドからの転落を防ぐ．
- 認知症等でナースコールの認識ができない場合，離床センサーの設置等を考慮する．
- 手術直後や高齢者で歩行が不安定な患者の場合，歩行時に見守りまたは付き添いをする．
- 片麻痺や運動障害のある患者の移動時は障害部位を把握し介助にあたる．

2）転倒・転落発生時

①意識レベルを確認し，バイタルサインを測定する．

②受傷部位を確認する．

③頭部の裂傷等があった場合，圧迫止血を行う．

④四肢の変形がないか確認する．

⑤受傷部位に合わせた検査（頭部CT・四肢のX線撮影等）を行い専門医の診察を受ける．

⑥再度転倒・転落を起こさないよう予防策を講じる．

5 針刺し事故防止

1）針刺し事故防止対策

- 鋭利な物は手で直接受け渡しをせず，トレイ等にいったん置いてから取るようにする．
- 使用後の針はそのままの状態で針捨てボックス等の医療廃棄物の固いケースに破棄する．

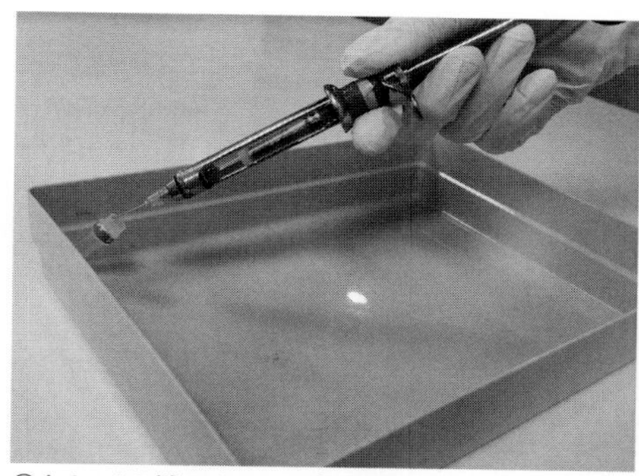

①トレイの端にキャップを置き，キャップをすくうように注射針を入れる．

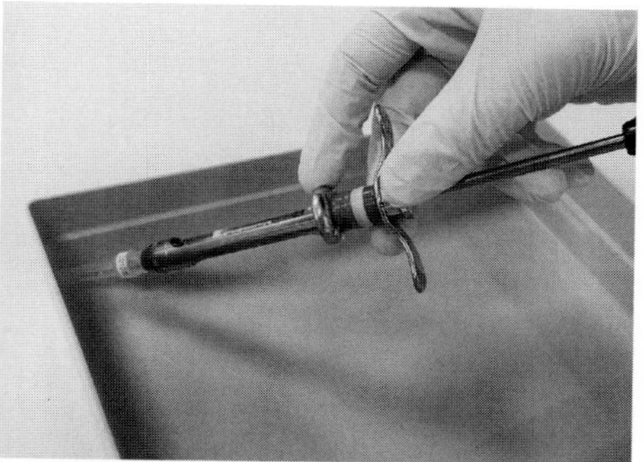

②注射針をキャップの奥まで入れる．

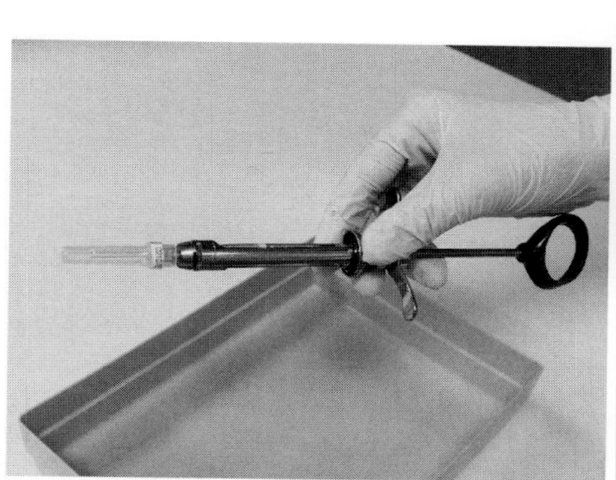

③キャップが落ちないよう把持する．

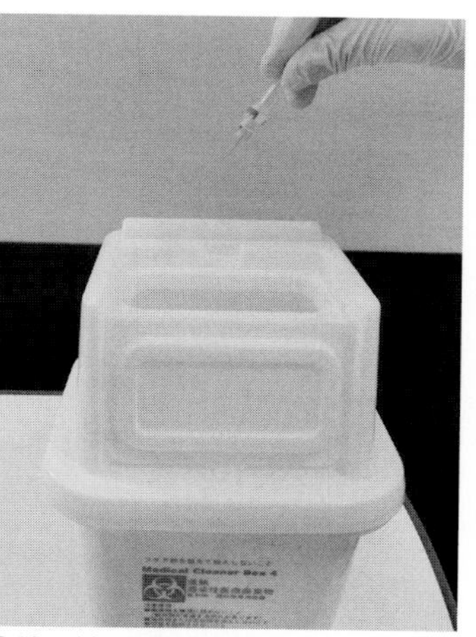

④針を外し医療廃棄物のケースに破棄する．

図4-21　リキャップ

- 医療廃棄物のゴミ箱は満杯まで使用せず8割程度で新しいものと交換する.
- 鋭利な物が破棄されている医療廃棄物の中に手を入れることは絶対に行わない.
- リキャップは原則禁止とするが，やむをえない場合は片手で行う（図4-21）.
- 鋭利な物が落下する可能性があるため，足先まで覆われている靴を履く.

2）針刺し事故発生時

①すぐに流水で洗い流す.（血液を絞り出したりはしない）

②責任者に報告し，施設内で決められている方法に沿って対応する.

5 地域医療活動における歯科衛生士の役割

本章の要点

①日本の社会背景として，超高齢社会に対応するさまざまな制度を理解できる．
②保健・医療・福祉が連携する職種と，高齢者を支えるサービスの内容について理解できる．
③多職種のチーム医療によるそれぞれの役割と，地域連携について理解できる．
④地域の在宅医療の需要と仕組み，対象者の医療・介護のニーズを理解できる．
⑤「食べる」ことの健康維持から終末期までの在宅訪問時の歯科衛生士の役割を理解できる．

I 地域社会における看護のあり方

わが国では，2025年を見据えた社会保障制度改革の動きが進んでいる．急速に進む少子・超高齢社会，多死社会において，医療・介護のニーズは高まり，急性期医療から在宅医療・介護までの一連のサービスを提供するために，地域包括ケアシステムの構築が進められ，従来の病院完結型から，医療・ケアと生活が一体化した地域完結型の体制への転換がはかられている．

その地域医療のなかで，看護は予防的視点に立ち，医師や他職種と連携しながら医療の提供とともに，生活の質を維持し，どのような健康状態にあってもその人らしく暮らすことを支援していくことが求められる．

1 在宅医療を必要とする社会背景

1）人口の高齢化と少子化

総務省の人口推計によると，2021年10月1日現在の総人口は，1億2,550万人となっている．65歳以上の人口は3,621万人となり，総人口に占める割合（高齢化率）も28.9%に達している（1970年7%，1994年14%）．また，生産年齢人口（15～64歳）は1995年に8,716万人でピークを迎え，その後減少し，2021年には7,450万人と，総人口の59.4%となった．

さらに合計特殊出生率（15歳から49歳までの女子の年齢別出生率の合計）の低下に伴い，15歳未満人口は，2022年4月1日現在，過去最少の1,465万人で，総人口に占める割合は11.7%と，48年連続で低下している．少子高齢化が進むと，2045年には1人の高齢者を1.4人の生産年齢人口で支える時代の到来が見込まれている．

2）疾病構造の変化

わが国の疾病構造は，かつての「感染症」から，がん，糖尿病，高血圧等の生活習慣病や老化に伴う疾患中心へと転換した．さらに最近では，「寝たきり」や「認知症」のように，高齢化に伴う障害も増加している．2020年の死亡数を死因順位別にみると，第1位「悪性新生物（腫瘍）」，第2位「心疾患（高血圧性を除く）」，第3位「老衰」，第4位「脳血管疾患」，第5位「肺炎」であり，第3位の「老衰」は近年急激に増加している．「老衰」が増加した背景は，医療技術の向上や健康診断の普及により病気が早期発見，早期治療されるようになったことや，超高齢者が多くなっていることが主な要因と考えられる．社会全体の高齢化とともに，治療を行うよりも自然な死を受け入れるという考え方の変化もあるのではないかと推測されている[1)]．

3）医療費の高騰

わが国の国民医療費は高齢化の影響を背景に年々増加し，2019年度においては44兆3,895億円（前年度に比べ9,946億円，2.3％の増加），国民1人あたり35万円と過去最高を更新した．この主な要因として，人口の増加に伴う人口の高齢化，医学，医療の進歩，疾病構造の変化等があげられている．

高齢者は複数の病気にかかることが多く医療費も増大する．また，医学が進歩し，新しい技術や医療機器，器具の使用，新薬の開発等により，治療困難だった病気を治すことができる反面，治療にかかる費用も増えている．さらに治療の対象となる病気も，急性疾患から，がんや生活習慣病といわれる慢性的な病気に移行している．とりわけ，高血圧や心筋梗塞等の循環器疾患，脳疾患，糖尿病，慢性腎不全等が急速に増加し，これらの治療には高価な薬が使用され長期化することが指摘されている．

2 高齢者を支える制度と社会資源

1）老人福祉法

老人福祉法は1963年の高度経済成長期に施行された．この時期に人口が地方から都心部に流出し，核家族化が進んだことにより，「高齢者の介護が家族間では難しい」という家庭が増えたことの対応策として，老人福祉法がつくられた．老人福祉法は，高齢者の健康の維持，生活を安定させること，社会への参加を促すことを理念としており，高齢者の介護を目的としたものではない．

2）医療保険制度

病気やけがで入院をした場合，所定の手術を受けた場合等のときに，給付金を受け取ることができる保険制度である．わが国はすべての国民が公的な医療保険制度への加入を義務づけられており（国民皆保険制度），医療保険制度は，大きく3つに分けられる．現役世代で働いている人とその扶養家族が勤務先で加入する職域保険，自営業者やフリーランス，退職者等が加入する地域保険（国民健康保険），75歳以上の人が加入する後期高齢者医療制度の3つである．

3）介護保険制度

老人福祉法の制定により老人医療費が無料化された．しかし，わが国は長寿化と少子化が同時に進んだことで，高齢化率は上昇し続け，医療費の高騰が深刻となった．また，寝たきりや認知症等の要介護高齢者の増加，介護する側の高齢化，女性の社会進出や核家族化の進展等，介護サービスのニーズが増え，老人福祉と老人保健の制度を再編成し，2000年に介護保険制度がつくられた．これは介護が必要になった高齢者やその家族を社会全体で支えていく仕組みである．

介護保険制度では，介護が必要になった場合，介護保険負担割合証に記載されている利用者負担割合に応じて，サービス費用のうち1割～3割までのいずれかを利用者が負担することにより，サービスを受けることができる．以前は市区町村がサービス内容を決定し提供していたため，利用者自身がサービスを選択することが難しかったが，介護保険法により，利用者の選択で保健医療サービスや福祉サービスを総合的に受けられる制度となった．現在では，約674万人が要介護（要支援）認定を受け，介護を必要とする高齢者を支える制度として定着している．

介護保険は40歳になると加入が義務づけられ，保険料を支払うことになっている．介護保険サービスは，65歳以上の者は，原因を問わず要介護認定または要支援認定を受けたときに介護サービスを受けることができる．また，40歳～64歳までの者は，加齢に伴う疾病（16特定疾病）が原因で要介護・要支援認定を受けたときに介護サービスを受けることができる（図5-1）．

介護サービスの種類には，訪問看護，通所介護（デイサービス），短期入所生活介護（ショートステイ），特定施設入居者生活介護（有料老人ホーム他）等があり，できるだけ在宅生活を継続できるよう，複合型サービス（看護小規模多機能居宅介護等）が新たに創設され，地域包括ケアシステムの推進に向けサービスの充実がはかられている．

4）新オレンジプラン（認知症施策推進総合戦略），認知症施策推進大綱

超高齢社会であるわが国は，65歳以上人口の約16％が認知症をもち，2025年には約700万人（約5人に1人）に達すると見込まれている．新オレンジプランは，2015年，厚生労働省および関係省庁が共同して策定したもので，認知症高齢者等の日常生活全体を支えていくための基盤となっている．その基本的な考え方として7つの柱が示されており，地方自治体を中心に進められている（表5-1）．

さらに2019年には，認知症施策推進大綱が示された．これは，大きく分けて「共生」と「予防」を基本的考えとしている．「共生」とは，認知症の人が尊厳と希望をもって認知症とともに生きる，また認知症であってもなくても同じ社会でともに生きること，「予防」とは，「認知症になるのを遅らせる」「認知症になっても進行を緩やかにする」ことである．

この取り組みの結果として，認知症の人が住み慣れた地域で尊厳が守られ，自分らし

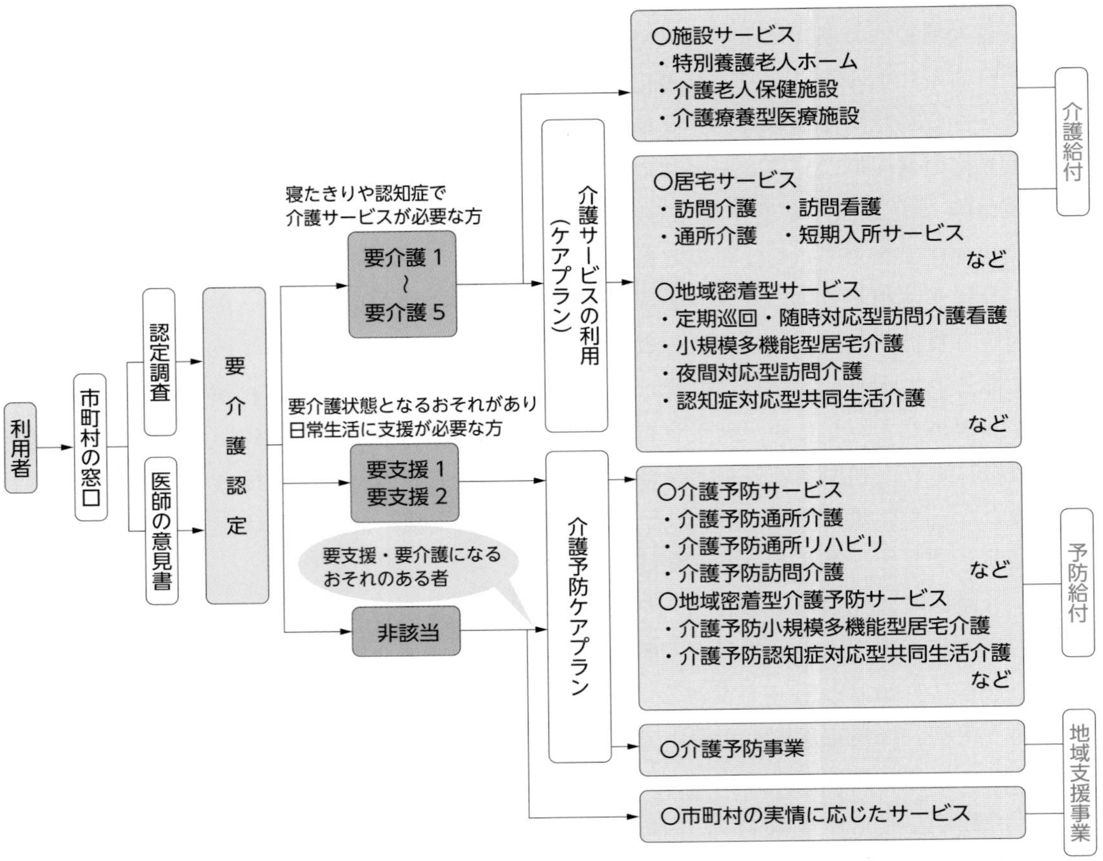

図5-1　介護保険のサービス利用の手続き

（厚生労働省）

表5-1　新オレンジプランの7つの柱

認知症・高齢者等にやさしい地域づくりの推進
①認知症への理解を深めるための普及・啓発の推進
②認知症の容態に応じた適時・適切な医療・介護等の提供
③若年性認知症施策の強化
④認知症の人の介護者への支援
⑤認知症の人を含む高齢者にやさしい地域づくりの推進
⑥認知症の予防法，治療法，リハビリテーションモデル，介護モデル等の研究開発及びその成果の普及の推進
⑦認知症の人やその家族の視点の重視

く暮らし続けることができる社会をつくることと，エビデンスを有する認知症の予防に取り組むことで，70歳代での発症を10年間で1歳遅らせることを目指している．本大綱の対象期間は，団塊の世代が75歳以上となる2025年までとしている．

II 保健・医療・福祉チームとの連携

連携システム構築のためには，日頃のコミュニケーションと情報の共有が重要となる．そして，遠慮をせず本音を語り合えるような関係づくりが大切となる．

保健・医療・福祉制度は，少子超高齢社会に対応するため，疾病や障害の治癒・回復を目的とする「医療の場」の優先から，住み慣れた地域で，その人らしく暮らすことを支える「生活の場」へと「療養の場」の転換がはかられている．

保健・医療・福祉チームの専門職が1つのチームを形成し，多職種間で連携・協働することは，対象者一人ひとりの希望に沿った，生活を支える地域医療の重要な要素となる．

1 チームアプローチの基本

チームアプローチでは，多くの職種が1つの目標を達成するために連携し，協働することが大切である．患者や家族に対して適切なケアを提供するためには，情報の共有やお互いの役割を尊重しながら，専門職相互の助言等を通して，各専門職が目標を共有し，連携して対応することが必要となる．

チームのアプローチの基本は，①各専門職全員が目標の達成に向けた取り組みを共有する．②各専門職全員が治療，援助における一定水準の知識と技能をもち，お互いの専門に関しても一定水準の知識をもつ（互いの専門性の理解）．③各専門職それぞれの得意分野の相互理解・不得意分野も共有し，互いに尊重する．④カンファレンスを充実させる．カンファレンスは単なる情報交換の場ではなく，議論・調整の場であることを認識する．⑤チームリーダーを明確にし，チームワークを保つ．

状況やニーズの変化により，チームアプローチのチームメンバーは異なる．しかし，異職種が関わるチームにおいて，互いの「遠慮」が生じることがある．専門性を尊重するあまり，または，自分の専門領域ではないという理由で，気づき・疑問・指摘等，コミュニケーションが途絶してしまう場合があるため，チームとしての機能が果たせるよう，効果的なチームアプローチを実施していくことが重要である．

2 地域医療に関わる職種

地域医療を活性化させるために，多職種でのチームプレーが大切である．

かかりつけ医（主治医・訪問医），保健師，薬剤師（かかりつけ薬局），看護師（訪問看護師），管理栄養士，歯科医師・歯科衛生士，理学療法士・作業療法士・言語療法士，ケアマネジャー（介護支援専門員），ホームヘルパー（訪問介護員），臨床心理士等が地域医療に関わる．

3 地域連携の現状

1）病院におけるチーム医療と地域におけるチーム医療

チーム医療では，一人の患者に対して多職種がそれぞれの専門性を発揮し，互いに連携・補完しながら，より質の高い医療を目指し取り組んでいる．そのため，他職種理解や，他職種の意見を尊重すること，各分野の専門技能を理解してコミュニケーションをとることが大切である．同時に，患者・家族もチームに参加し，専門分野からの助言や情報について十分な説明を受けることも重要である．

病院におけるチーム医療では，1つの組織内で，医療に関わるさまざま職種がチームアプローチを行っている．呼吸ケアチーム（RST），栄養サポートチーム（NST），摂食・嚥下チーム，緩和ケアチーム等は，歯科医師，歯科衛生士も，オーラルケア（口腔ケア）や嚥下指導のチームメンバーとして，入院患者の回診や，定期的なチームカンファレンスに参加し活動している．病院でのチームメンバーは，同じ敷地内に存在するため，すぐに集まりやすく，お互いの顔を合わせながら話し合いができるため，意思疎通がしやすく，情報を共有しやすい．

地域におけるチーム医療では，地域個々の医療機関に役割が分担され，医療従事者に加え，介護支援専門員（ケアマネジャー）や，地域包括支援センター，社会福祉機関の職員，介護保険施設の職員，地域の民生委員等，在宅サービスに関わる人達も連携し活動している．地域医療では多職種がさまざまな場所で働いているため，一度に集まって，お互いの顔を合わせながらのカンファレンスはむずかしい状況にある．

そのなかでも，ネット環境等を有効活用し，情報共有を強化しながら「医療」だけでなく，その人らしい生活を包括的に支援する福祉の視点を取り入れ，地域住民の健康を支えている．2025年にむけ，地域包括ケアシステムの構築が進められている．

2）地域包括ケアシステム

「地域包括ケアシステム」とは，高齢者が要介護状態になっても，住み慣れた自宅や地域で自分らしい生活を最期まで送れるように，地域内でサポートしあうシステムのことである．少子高齢化が急速に進むなか，「団塊の世代」が75歳以上を迎える2025年をめどに，高齢者を支える，医療・介護・住まい・生活支援・予防の5つのサービスを一体的に受けられる支援体制の構築が進められている．

現在，高齢者や要介護認定者が増加する一方で，介護職が不足し，また，核家族が主流になり，家族に支えてもらえない単身高齢者が増加している．このような現状から，国は医療と介護を病院等の施設から，在宅へと転換する取り組みを行っている．市区町村は地域の自主性や主体性に基づき，地域の特性に応じた地域包括ケアシステムを構築していくことが重要としている（図5-2）．

地域包括ケアシステムの実現には，介護職や医療関係者等の多職種が必要となる．そ

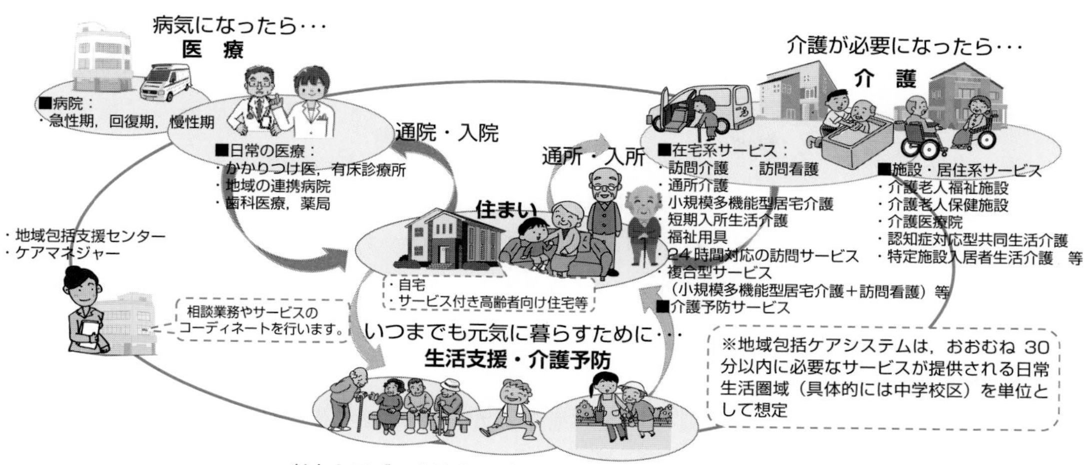

図5-2　2025年の地域包括ケアシステムの姿

（厚生労働省）

の仲介役として重要な役割を果たすのが地域包括支援センターである．

3）地域包括支援センター

地域包括支援センターは，2006年の介護保険法改正により創設された施設である．高齢者の保健医療の向上および福祉の増進を包括的に支援することを目的とし，「地域包括ケアシステム」構築のための中核的な機関として市区町村に設置されている．

地域包括支援センターには，市町村地域包括支援センター（直営型）や市町村から委託を受けた法人（委託型）等があり，「総合的な相談支援業務」「権利擁護業務」「介護予防ケアマネジメント業務」「包括的・継続的ケアマネジメント支援業務」の主に4つの業務を果たしている．医療，福祉，介護の専門家である保健師，社会福祉士，主任ケアマネジャー等が配置され，問題解決へと導くサポートを行っている．

4）歯科診療と地域医療の関係

地域医療は，地域医療構想をもとに各自治体で取り組んでいる医療体制の改革で，病院等の医療機関での治療といった枠組みにとらわれずに，地域住民の健康を支えていく体制のことである．地域を支える歯科医療の担い手である「かかりつけ歯科医」は，乳幼児期から高齢期までの，ライフステージに応じた継続管理や，重症化予防のための適切な歯科医療の提供，および保健指導を行い，口腔や全身の健康の維持増進に努めることは重要な役割である．

疾病における歯科の役割としては，病院でのがん術後の口腔ケアの必要性，脳卒中の急性期から在宅におけるケアまでの連続した口腔ケア体制の必要性，糖尿病における歯周病治療・予防の必要性，看取りにおける口腔ケアの重要性があげられる．病院等から地域へ生活移行した高齢者，小児，障害者への口腔健康管理の充実に向けて，地域連携を推進する必要がある．

5）地域医療におけるケアマネジャーの役割

ケアマネジャーは，介護保険で要支援・要介護になった人が適切なサービスを受けることができるように，利用者のニーズ，心身の状況，家庭の経済事情等の課題を分析して，ケアプラン（介護サービス計画）の作成を行うことや，利用する介護サービス事業所と連絡を取りあい，ケアプランに記載された目標が達成されるように，調整を行うことを役割としている．ケアマネジャーは，介護サービス利用者と，介護サービスを提供する介護事業所との間の重要なパイプ役となり，利用者やその家族の必要な支援を行っている．

6）周術期等口腔機能管理

がん等の全身麻酔下で実施される手術や，がん等に係る化学療法，放射線治療または緩和ケアを行っている患者に対して，歯科で周術期等口腔機能管理を行うことで，手術を行う際のトラブルや術後の合併症，がん治療に伴う口腔内感染症を予防することが期待されている．

全身麻酔の手術では，気管チューブ挿入により，口腔内の汚染があると細菌が侵入し，肺炎や気管支炎が生じるリスクがある．全身麻酔の手術前に口腔内を清掃することによって，術後肺炎や創部感染症，敗血症等の手術後合併症を予防することができる．また，化学療法中や放射線治療中は免疫力が低下し，健康時にはかかりにくい細菌感染や口腔粘膜炎が生じ，口腔内の状態が悪化する可能性がある．

このような合併症を防ぐために，入院前から退院後も地域の歯科医療機関と連携し，周術期等口腔機能管理を行うことが重要である．周術期等口腔機能管理は，口腔ケア（保湿や清掃）だけでなく，口腔衛生指導，義歯等の調整，摂食嚥下といった機能回復も視野に入れた治療・ケアが必要になる．そして，患者にも「全身の治療を受ける前に口をきれいする」ことを意識してもらうことが大事である．

7）口腔機能向上プログラム

口腔機能は食事やコミュニケーションに関わる重要な役割を果たす．口腔機能が低下すると，食事から十分な栄養が摂取しにくくなり，体力や免疫力の低下，感染症や病気等にかかりやすくなる．また，食事や会話に支障が出ると，人つき合いも億劫になり，体力とともに脳も衰え，寝たきりや認知症の原因になるといわれている．そのため，口腔機能は高齢者の健康維持において非常に重要である．

地域支援事業の一環として行われている口腔機能向上プログラムでは，口腔機能が低下している，または，そのおそれのある高齢者に対し，要支援・要介護状態に陥らないよう口腔機能改善管理指導が作成され，口腔機能向上サービス（咀嚼，嚥下，食支援，健康体操等）が提供されている．計画作成やサービス提供において，歯科医師や言語聴覚士等とともに歯科衛生士の果たす役割は大きい．

III 在宅医療における歯科衛生士の役割

1 在宅医療と介護の連携

在宅医療は，医師，歯科医師，看護師，薬剤師，歯科衛生士，ケアマネジャー，介護福祉士等の医療福祉従事者等，多くの職種によって提供されており，お互いの専門的な知識を活かしながらチームとなって患者・家族をサポートしていくことが重要である．

超高齢社会の今，医療のあり方も変化し，治すことが中心の「従来型医療」から，治し支える「生活支援型医療」へと転換している．「人生の最期を自分らしく過ごしたい」と考え，入院ではなく，住み慣れた自宅での在宅療養を選択される人が増えている．今後，自宅等で疾病や障害を抱えながら生活し，医療と日常的な世話を必要とする介護の両方のニーズを有する高齢者の増加が予想されるなかで，患者のQOLの質を向上していくためには，退院支援，日常の療養支援，急変時の対応，看取り等のさまざまな場面で，在宅医療と介護が連携して支えていくことが重要となる（図5-3）．

在宅医療が提供される住まいには，自宅の他，介護保険施設（特別養護老人ホーム，介護老人保健施設，介護医療院，介護療養型医療施設）や高齢者向け住宅・施設（養護老人ホーム，有料老人ホーム，サービス付き高齢者向け住宅等）も含まれる．

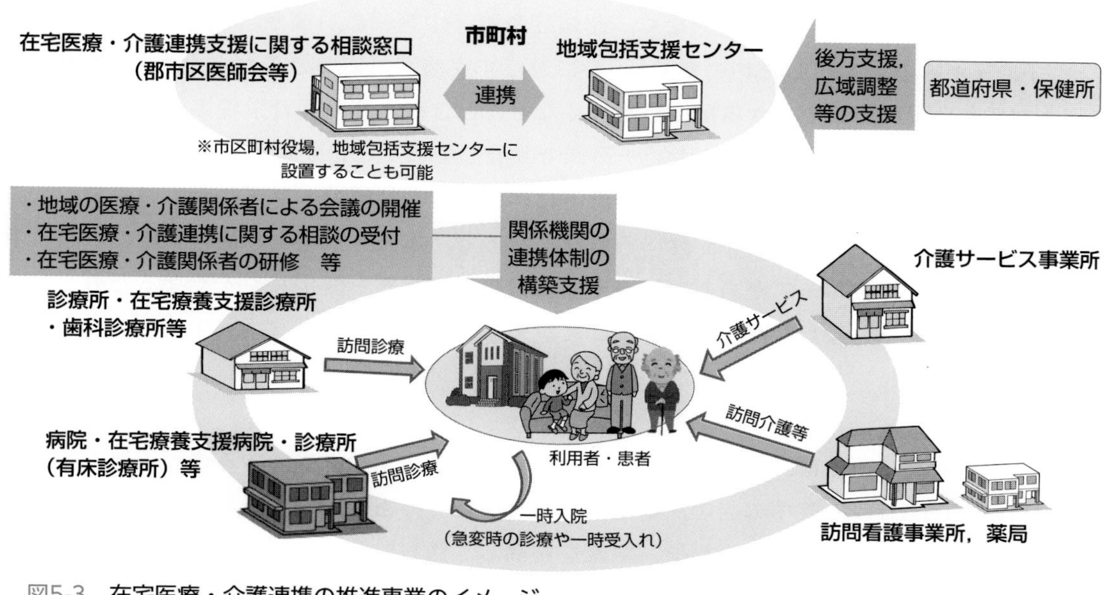

図5-3　在宅医療・介護連携の推進事業のイメージ

（厚生労働省）

2 緩和ケア

がんは日本人の死因で最も多い病気であり，現在，3人に1人ががんで亡くなっているといわれている．がんになると，身体や治療のことだけでなく，仕事や将来への不安等のつらさも経験するとされる．緩和ケアは，がんに伴う心と体のつらさを和らげるためのケアである．

緩和ケアは，診断がついたときから，病院（通院：緩和ケア外来，入院：緩和ケア病棟），在宅緩和ケアのどちらでも，いつからでも受けることができる．緩和ケアで行われる治療のほとんどは，自宅でも同じように行うことができる．服薬による治療ばかりではなく，ポンプを使った皮下注射や点滴等の処置も，自宅で治療が継続できることから，在宅緩和ケアの需要も高まっている．

多職種でアプローチすることで，その人が自分らしく，最期のときまでを過ごすことができるよう，サポートすることが，緩和ケアの大きな役割となっている．

3 終末期看護（ターミナルケア）

「ターミナル」とは日本語で「終末期」という意味で，ターミナルケアとは人生を終える時期の生活の質を高めるケアのことをいう．治療が目的ではなく「残された余生を充実させる」ことを優先とする．終末期の患者は，死に対する恐怖や不安，そして自分が亡くなった後の家族に対する心配等により，精神面のバランスを崩しやすい．そのため，誠意をもって寄り添い，安心して最期のときを迎えられるようにサポートするケアが必要である．

終末期看護は，がんだけでなく，認知症や脳卒中等幅広い高齢者医療も含んでいる．「本人がどこで過ごしたいのか」「一緒に過ごす家族が対応できるかどうか」，医療方針や延命措置について，食事摂取が難しくなったときの点滴や経管栄養等の意思決定支援は早い段階から行い，家族を含めチームで共有しておくことが重要である．

また，終末期の口腔内は，免疫の低下に伴い，歯や粘膜のトラブルが生じやすく，口腔内環境の悪化がみられる．食べられなくなると，本人・家族より歯科診療の中断・中止を申し入れるケースがあるが，終末期は口腔内の状態も変化しやすくなるため，ケア物品や方法を見直しながら継続することが大切である．

4 歯科訪問診療

歯科訪問診療では，身体的・精神的な障害があって歯科を受診するのが困難な人，歯科のない病院に入院中の人等，歯をみてもらいたくても受診が困難な人を対象に，歯科医師や歯科衛生士が自宅や施設，病院を訪問し，歯科診療・口腔ケアを行っている．歯科訪問診療は，歯の病気を治すことだけの目的ではなく，長期的な治療計画に基づいて継続的に治療・口腔ケアを行い，歯の健康はもちろん，口腔機能を維持し，生活の質を高めることを目的としている．

表5-2　訪問看護のサービスの主な内容

■健康状態のアセスメント	■医療的ケア
全身状態（体温・血圧・睡眠・栄養状態）のアセスメント，病状や障害のアセスメント，等	医師の指示に基づく医行為（点滴注射，褥瘡処置等）留置カテーテル・在宅酸素療法管理，吸引，服薬管理，等
■日常生活の支援	**■病状悪化の防止（予防的看護）**
清拭・入浴介助，食事摂取への支援，脱水予防 排泄の自立支援，ストーマ管理，等	褥瘡・拘縮・肺炎・低栄養等の予防，健康維持・悪化防止の支援，寝たきり予防のためのケア，等
■心理的な支援	**■認知症者の看護**
睡眠等日常生活リズムの調整 希望や思いを尊重した生活目標に沿った支援，等	認知症の行動・心理症状に対する看護，事故防止のケア，睡眠，食事等生活リズムの調整，家族等介護者支援，等
■家族等介護者の相談・支援	**■リハビリテーション看護**
介護・看護負担に関する相談 健康管理，日常生活に関する相談，精神的支援，等	体位変換，関節可動域訓練等の実施と指導，外出の支援，福祉用具（ベッド・車いす・自助具等）の利用支援，等
■入院（入所）退院（退所）時の支援	**■エンドオブライフケア**
入院（入所）・退院（退所）時の連携（医療処置・ケア等の引き継ぎ等），ケアマネジャー等関係者間との連携，等	疼痛，苦痛等の緩和ケア，本人・家族の精神的支援 看取りの体制への相談・アドバイス，等

歯科訪問診療の内容は，齲蝕・歯周病治療，義歯の作製・調整等，一般歯科診療の他に，摂食嚥下リハビリテーションも重要なニーズの1つとなっている．

5 訪問看護

訪問看護は，病気や障害をもった人が，住み慣れた地域や家庭で，その人らしく生活を送れるよう，看護師等の医療関係者が定期的・計画的に自宅に訪問して，主治医の指示に基づき，療養上必要な世話や医療行為を行う看護サービスである（表5-2）．利用者・家族・主治医の橋渡し的な存在として，また地域に関わる他職種との連携をスムーズに行う調整役としての役割もある．

6 訪問歯科衛生指導

訪問歯科衛生指導は，療養上の保健指導が必要であると認められる人およびその家族に対して，歯科衛生士が在宅患者を訪問し，口腔内の清掃（機械的歯面清掃を含む），有床義歯の清掃指導，口腔環境の改善に関わる口腔機能の維持や，栄養状態の改善，誤嚥性肺炎の予防，全身の健康状態等を実施している．

1）対象の把握，情報収集

訪問診療では，1回の訪問時間に限りがある．この時間内で情報をとり，アセスメントの他，ケアの処置や療養指導，家族とのコミュニケーション等，多くの作業を行うには，計画性をもって進める必要がある．そのためには，事前の情報収集，準備等，段取りを立ててから訪問することが重要である．人それぞれ「価値観」や「住む地域」「過ごしてきた時代」「宗教」も違うことを心得て，情報収集することが必要である．

(1) 訪問する対象者の事前情報収集

①主訴（歯・口で困っていること），今までの簡単な経過，基礎疾患の確認
②食事の摂取状況，日常生活動作（寝たきり・車いす・杖使用等）
③障害者手帳の有無（言語，視聴覚機能，精神的障害，知的障害，麻痺）
④介護認定の確認
⑤コミュニケーション能力（認知症の有無，理解度）
⑥家族構成，キーパーソンの把握（患者との関係）
⑦住居（戸建て・集合住宅・施設），駐車場の有無
⑧内科医師からの情報，連絡先

(2) 初回訪問時の歯科衛生士アセスメント用紙

事前情報をもとに，全身状態，口腔清潔状態，口腔内状況を確認・アセスメントし，歯科医師，歯科衛生士，本人・家族に説明，相談しケアプランを立案する（図5-4）．

2）訪問時のマナー

在宅医療は，基本的には継続利用のため，本人やその家族と信頼関係を築いていくことが大切である．慣れ親しんでいる利用者だとしても，自分の家ではないことを意識し，思いやりや気遣いが伝わるような表現で，適切なマナーと笑顔でサービスの提供を行う．

(1) 訪問前

①訪問の約束時間を守る

約束している訪問日時を守ることは人としてのマナーである．予定の訪問時間は厳守する．訪問に行く前に予定時間の再確認を電話で行うとよい．やむをえず訪問日時を変更せざるをえないときは，正直に理由を伝え，次の予定の確認をする．

遅れる場合は，心配を与えてしまうため早めに連絡を入れ了承を得る．あまりに早く着きすぎるのもマナー違反のため5分前の到着を心がける．また，同日にリハビリテーションや入浴介助の訪問があり，時間がずれている場合もあるため確認をしておく．

②忘れ物をしない

忘れ物をして焦っている姿をみせてしまうと，信用問題に関わってしまう場合もある．必ず前日（事前）に必要な物品等を十分に確認することが大切である．

(2) 到着時

①玄関

到着したら，玄関のインターホンを鳴らす前に上着を脱ぐ．脱いだ上着は内側が表になるようにたたみ，利き手と反対側の腕にかけてもつ．訪問が終了して退出するときも，上着は玄関ドアを閉めてから羽織るようにする．タオルやビニール袋等を常備し，雨具等で家の中を濡らさないように注意する．

昭和大学歯科訪問診療チーム　アセスメントシート・ケアプラン表　　年　月　日　記入者

ID　患者氏名　年齢　歳　生年月日 M/T/S　年　月　日　性別　男・女

≪アセスメントシート≫

全身状態	コミュニケーション	□ 可能（普通に・大声（左・右）□ 理解のみ □ できない・不明
	日常の移動	□ 歩行　□ 車椅子　□ リクライニング車椅子 □ ベット上（ギャッジアップ　度まで・不可）
	感染症	□ なし　□ あり（HBV・HCV・HIV・W・MRSA・その他　）
	全身疾患	□ 脳卒中（脳梗塞・脳出血・その他　）□ 発症年月日（　） □ 神経系疾患（パーキンソン・ALS・その他　）
	介護度（　）	□ 認知症（アルツハイマー型・脳血管型・老人性・その他　） □ その他（　）
	肺炎の既往	□ なし　□ あり（発症年月日　）
	麻痺	□ なし　□ あり（右麻痺・左麻痺・四肢麻痺・下半身麻痺）
	過敏	□ なし　□ あり（口腔内（　）・口腔外（　）・全身）
	栄養摂取方法	□ 経口（常食・キザミ食・ソフト食・ミキサー食・ペースト食）□ 経管（胃ろう　経鼻）
	水分摂取方法	□ トロミなし　□ トロミつき
	嚥下障害	□ なし　□ あり（日常・食事中）

口腔清掃状態	口腔清掃の自立度	歯磨き　□自立　□一部介助　□全介助 義歯着脱　□自立　□一部介助　□全介助　□使用していない うがい　□ぶくぶくうがいができる　□くちに含む程度　□うがいできない
	口腔清掃の回数	1日　回（朝食前・朝食後・昼食前・昼食後・夕食前・夕食後・就寝前）
	口腔清掃道具	□歯ブラシ　□歯間ブラシ　□タフトブラシ　□スポンジブラシ　□ガーゼ　□その他

口腔内状況

欠損 ×　根面板△　う蝕C　残根C4　CR　FMC　Br　等

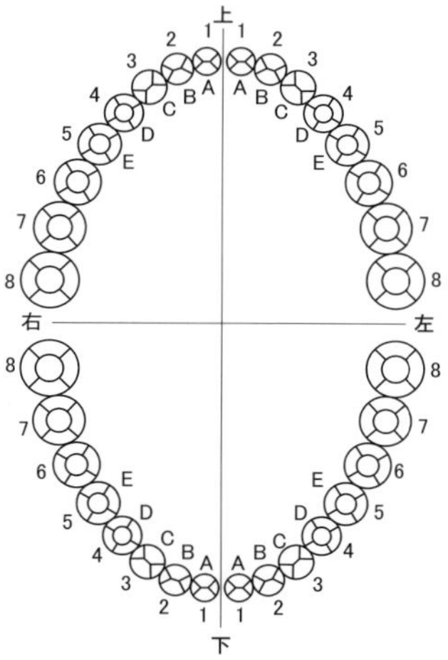

上　右　左　下

開口状況
□ 開けられる □ 開けられるが保持が不可能 □ 開けられない □常に開口

口唇の状況
□ 良好 □ 乾燥・ひび割れ・口角の発赤あり □ 腫脹・腫瘤・潰瘍・出血あり

舌の状況
□ 良好 □ 舌苔付着・発赤・亀裂あり □白色斑、赤色斑、潰瘍、腫脹あり

歯肉・粘膜の状況
□ 良好 □ 発赤・乾燥・部分的な腫脹・潰瘍あり（　）
□ 全体的に発赤・腫脹・出血・歯の動揺・潰瘍あり（　）

唾液の状況
□ 良好 □ 乾燥・粘膜がべたつく □ 著しい乾燥がある

歯の状況：□歯がある　□歯がない
□ 良好 □ むし歯、残根がある（　）
□ むし歯、残根が多く噛む事が難しい

入れ歯の状況：□入れ歯有り　□入れ歯無し
□ 良好 □ 少しの時間なら使用できる 入れ歯に問題があるが使用できる
□ 紛失 使用できない 接着剤が必要 入れ歯に問題があり使用できない

歯磨きの状況
□ 磨けている □ 少し磨き残しと口臭がある □磨けていない 強い口臭がある

歯の痛みの状況
□ 無い（と思われる） □ 少し痛みがある（と思われる）
□ 痛みがある（と思われる）（　）

≪口腔ケアプラン表≫　□ 初回　□ 再評価（　回目）

作成日　年　月　日　口腔ケアプラン担当DH：　確認歯科医師：

口腔ケアプラン表	短期目標	□ うがいができる □ ブラッシングの習慣化 □ 介助者による仕上げ磨き □ 姿勢保持 □
	長期目標	□ 誤嚥性肺炎の予防 □ 機能に合わせたブラッシングの継続 □ 残存歯の清掃・管理 □ 粘膜面の清掃・清潔の保持 □
	口腔ケアプラン	□ 姿勢の調整（立位・座位・車椅子座位・側臥位（右・左）・仰臥位（ギャッジアップ　度）） □ 口腔清掃道具の選択（歯ブラシ・歯間ブラシ・タフトブラシ・スポンジブラシ・　） □ 保湿の必要性（なし・あり　） □ 仕上げ磨きの必要性（なし・あり　） □ 介入間隔：
	注意事項	□ 誤嚥 □ 咬反射 □ 口腔内出血 □ 暴力行為 □ 認知症 □ 転倒 □ 胃食道逆流 □骨折 □その他
	特記事項	

昭和大学歯科病院　歯科衛生室
東京都大田区北千束2-1-1
TEL03（3787）1151

図5-4　アセスメントシートの例

②靴の脱ぎ方

靴を脱ぐ際は進行方向とつま先が同じまま玄関へ上がり，家族に背中を向けないように靴の向きを変えて玄関の端へ寄せる．また，スリッパを出されている場合は，履くことがマナーなため，お借りする．

(3) 部屋に通されたとき

①扉の開け閉めは静かに行う．

大きな音は利用者や家族も驚き，物を雑に扱う人と思われてしまうことがあるため注意する．和室では「敷居は踏まない」「座布団の上を踏まない」等のマナーがあるので注意する．

②あいさつ

あいさつをする場合，洋室では座っている人が上位になるので，立ってあいさつをする．和室では目線の高い人が上位になるので，座布団から降りて正座であいさつをする．初めて訪問する場合は，あらためて，所属，職種，氏名を自己紹介する．また，訪問の目的，意図も説明する．認知症がある利用者であっても，きちんとあいさつをすることが礼儀である．

③バッグは椅子やテーブルではなく床に置く

バッグは地面や自転車のかごに入れることもあり，テーブルに置くのは衛生面から避けたほうがよい．どんな小さなバッグでも，置くときは床に置かせてもらうようにする．

(4) ケア中

①言葉遣い・表情

当日の内容やアドバイス等，できる限りわかりやすく伝える．訪問先での言葉遣いは敬語を使い，ていねいな口調で話す．訪問を重ねていくうちに親しい話し方になることもあるが，適切な距離感を守り，敬意を込めた言葉遣いを基本とする．土地柄や年齢等で聞きにくいときは，あやふやにせず尋ねて確認する．相手との距離，目線を考慮し，話す速度もゆっくり，わかりやすい表現を心がける．

②自宅の物品を使用する場合

利用者宅の物品等を借りる場合には，ていねいに清潔に扱う．たとえティッシュ等消耗品だとしても「人のものである」という意識を忘れずに，きちんと了解を得てから使用し，元にあった場所へと戻す．物の置き場や扱い方は，それぞれの家庭内でのルール・価値観が存在するため注意する．

③お茶やお菓子を勧められた場合

利用者やその家族がお茶やお菓子を用意してくれることもあるが，ていねいにお断りをし，いただかないのが原則である．それでも出される場合は，ていねいにお礼を述べてからいただき，次からは気を遣わないように話し，臨機応変に対応する．契約時や初回訪問の際に説明しておくとよい．また食事のお誘いや金品のやり取りも行き過ぎたものとなるため，丁重にお気持ちだけをいただくことを伝える．

(5) ケア終了時

ケアを終えた際には次の訪問予定の日時を必ず伝え，あいさつをしてから退室する．忘れ物がないよう使用した物品はバッグにしまい，ケア時に出たゴミも必ずもち帰る．お借りしたものがあれば返却するようにする．玄関を出た後の外では，利用者の個人が特定されるような会話をしないように近隣での言動に注意する．

3）訪問歯科衛生指導の実際

歯や口腔内を健康に保つことは，食べる喜びをもち続けるといったQOL（生活の質）や全身の健康状態にも影響する．患者が「やってみよう」と興味をもつ方法や，継続してできる方法を家族とともに話し合うことが大切である．認知機能の低下等により，口腔ケアの必要性が理解されない場合もある．口腔内の疼痛や過敏の有無については，口腔ケア実施時に単独にみられる拒否なのかどうかを判別し，評価する必要がある．

【実施の手順】

(1) 患者情報，状態の確認

①体調確認，服薬の変化の確認，内科医師の診察結果の確認，介護サービスの状況
②会話時の舌の動きの観察
③食事の確認（自立か介助か），食事の形態，食事摂取量，摂取時のペースの確認

(2) 姿勢の調節（安定・安楽な姿勢の保持）

①歩行や車いす移動が可能な場合は洗面所にて行う．寝たきりの場合はギャッジアップの可否を確認し，可能なら布団や座布団を使用し前傾姿勢を保つ．前傾姿勢が困難な場合は，頸部にタオル等を入れて頭の位置を少し高くするか，横に向かせる．誤嚥に注意する．
②身体に麻痺がある場合は麻痺側を上にする．

(3) 顎顔面の観察

①顔面の左右対称性，表情の緊張・弛緩度の程度
②口唇の乾燥状態，口角の炎症の有無，開口状態

(4) 唾液・分泌物等の吸引

(5) 口腔内の観察

①歯の状態：残存歯の確認，動揺歯の確認等
②歯肉の確認：腫脹，発赤，出血，排膿の有無
③口腔粘膜の状態：粘膜からの出血，潰瘍，傷の有無の確認
④舌の状態：舌苔の付着の有無，舌の乾燥の有無，舌の傷の有無等
⑤義歯の確認：義歯の有無，使用の場合は使用状況，適合状態
⑥衛生面の確認：プラーク・歯石沈着の有無，食物残渣の付着（口腔機能の低下の目安）

(6) 口腔清掃（口を開けると鼻呼吸になるため，声かけをして息苦しさに注意する）

①口腔内（舌・口蓋・粘膜等）に乾燥がみられる場合は，保湿剤を塗布する．

乾燥が強い場合は保湿剤を薄く塗布し，数分置く

②スポンジブラシで口腔粘膜（舌・口蓋含）を清拭し，分泌物や剝離上皮を除去する．

③歯ブラシを用いて歯を磨く．可能な場合はうがいをしてもらう

④唾液，分泌物の吸引

(7) 指導（本人・家族・キーパーソン）

①歯磨き

・歯ブラシの種類の選択，ブラッシングの方法，スポンジブラシの使い方

・ADL（日常生活動作）により適切な清掃用具の選択や工夫

②義歯の取り扱い，清掃方法

・歯磨剤は使用しない（研磨剤で義歯が削れてしまうため）

・水中で保管し，1日1回は水の交換をする

③栄養・摂食指導

利用者の食事の際に多職種で食事場面を観察することで，咀嚼能力等の口腔機能や嚥下機能，食事環境，食事姿勢等を適切に評価することができる．さらに多職種間での意見交換を通じて，必要な支援を選択する．

(8) 記録

訪問歯科衛生指導を実施した場合は，観察したことや指導したこと，アセスメント等，わかりやすく客観的に記録する．記録は，多職種間において情報を共有するための重要なコミュニケーションツールになる．また，介護記録は介護保険制度で義務づけられている．介護行為の証明，証拠，介護報酬算定の根拠としても大切である．

(9) 報告

訪問診療後はすみやかに文書で所定の部署へ報告する．

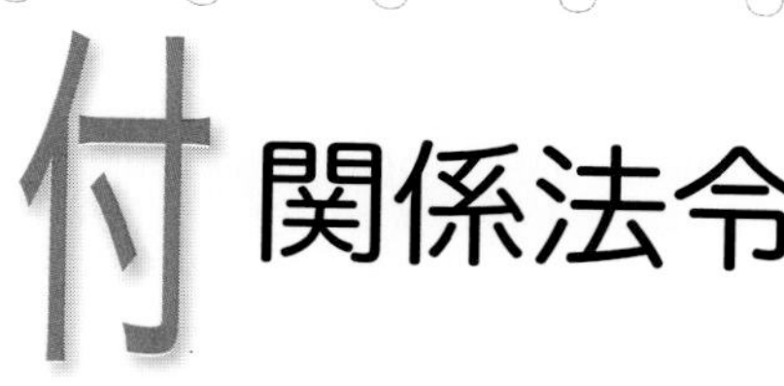

付 関係法令

Ⅰ 歯科衛生士法

（昭和二十三年　法律第二百四号）

【法律の目的】

第一条　この法律は，歯科衛生士の資格を定め，もつて歯科疾患の予防及び口くう衛生の向上を図ることを目的とする．

【歯科衛生士の定義】

第二条　この法律において「歯科衛生士」とは，厚生労働大臣の免許を受けて，歯科医師（歯科医業をなすことのできる医師を含む．以下同じ．）の指導の下に，歯牙及び口腔の疾患の予防処置として次に掲げる行為を行うことを業とする者をいう．

一　歯牙露出面及び正常な歯茎の遊離縁下の付着物及び沈着物を機械的操作によつて除去すること．

二　歯牙及び口腔に対して薬物を塗布すること．

2　歯科衛生士は，保健師助産師看護師法（昭和二十三年法律第二百三号）第三十一条第一項及び第三十二条の規定にかかわらず，歯科診療の補助をなすことを業とすることができる．

3　歯科衛生士は，前二項に規定する業務のほか，歯科衛生士の名称を用いて，歯科保健指導をなすことを業とすることができる．

【免許】

第三条　歯科衛生士になろうとする者は，歯科衛生士国家試験（以下「試験」という．）に合格し，厚生労働大臣の歯科衛生士免許（以下「免許」という．）を受けなければならない．

【相対的欠格事由】

第四条　次の各号のいずれかに該当する者には，免許を与えないことがある．

一　罰金以上の刑に処せられた者

二　前号に該当する者を除くほか，歯科衛生士の業務（歯科診療の補助の業務及び歯科衛生士の名称を用いてなす歯科保健指導の業務を含む．次号，第六条第三項及び第八条第一項において「業務」という．）に関し犯罪又は不正の行為があつた者

三　心身の障害により業務を適正に行うことができない者として厚生労働省令で定めるもの

四　麻薬，あへん又は大麻の中毒者

【歯科衛生士名簿】

第五条　厚生労働省に歯科衛生士名簿を備え，免許に関する事項を登録する．

【登録・免許証の交付及び届出】

第六条　免許は，試験に合格した者の申請により，歯科衛生士名簿に登録することによつて行う．

2　厚生労働大臣は，免許を与えたときは，歯科衛生士免許証（以下「免許証」という．）を交付する．

3　業務に従事する歯科衛生士は，厚生労働省令で定める二年ごとの年の十二月三十一日現在における氏名，住所その他厚生労働省令で定める事項を，当該年の翌年一月十五日までに，その就業地の都道府県知事に届け出なければならない．

【意見の聴取】

第七条　厚生労働大臣は，免許を申請した者について，第四条第三号に掲げる者に該当すると認め，同条の規定により免許を与えないこととするときは，あらかじめ，当該申請者にその旨を通知し，その求めがあつたときは，厚生労働大臣の指定する職員にその意見を聴取させなければならない．

【免許の取消・業務停止及び再免許】

第八条　歯科衛生士が，第四条各号のいずれかに該当し，又は歯科衛生士としての品位を損するような行為のあつたときは，厚生労働大臣は，その免許を取り消し，又は期間を定めて業務の停止を命ずることができる．

2　前項の規定による取消処分を受けた者であつても，その者がその取消しの理由となつた事項に該当しなくなつたとき，その他その後の事情により再び免許を与えるのが適当であると認められるに至つたときは，再免許を与えることができる．この場合においては，第六条第一項及び第二項の規定を準用する．

【指定登録機関の指定】

第八条の二　厚生労働大臣は，厚生労働省令で定めるところにより，その指定する者（以下「指定登録機関」という．）に，歯科衛生士の登録の実施等に関する事務（以下「登録事務」という．）を行わせることができる．

2　指定登録機関の指定は，厚生労働省令で定めるところにより，登録事務を行おうとする者の申請により行う．

3　厚生労働大臣は，他に指定を受けた者がなく，かつ，前項の申請が次の各号に掲げる要件を満たしていると認めるときでなければ，指定登録機関の指定をしてはならない．

一　職員，設備，登録事務の実施の方法その他の事項についての登録事務の実施に関する計画が，登録事務の適正かつ確実な実施のために適切なものであること．

二　前号の登録事務の実施に関する計画の適正かつ確実な実施に必要な経理的及び技術的な基礎を有するものであること．

4　厚生労働大臣は，第二項の申請が次の各号のいずれかに該当するときは，指定登録機関の指定をしてはならない．

一　申請者が，一般社団法人又は一般財団法人以外の者であること．

二　申請者が，その行う登録事務以外の業務により登録事務を公正に実施することができないおそれがあること．

三　申請者が，第八条の十三の規定により指定を取り消され，

その取消しの日から起算して二年を経過しない者であること．

四　申請者の役員のうちに，次のいずれかに該当する者があること．

イ　この法律に違反して，刑に処せられ，その執行を終わり，又は執行を受けることがなくなつた日から起算して二年を経過しない者

ロ　次条第二項の規定による命令により解任され，その解任の日から起算して二年を経過しない者

【指定登録機関の役員の選任及び解任】

第八条の三　指定登録機関の役員の選任及び解任は，厚生労働大臣の認可を受けなければ，その効力を生じない．

2　厚生労働大臣は，指定登録機関の役員が，この法律（この法律に基づく命令又は処分を含む．）若しくは第八条の五第一項に規定する登録事務規程に違反する行為をしたとき，又は登録事務に関し著しく不適当な行為をしたときは，指定登録機関に対し，当該役員の解任を命ずることができる．

【指定登録機関の事業計画の認可等】

第八条の四　指定登録機関は，毎事業年度，事業計画及び収支予算を作成し，当該事業年度の開始前に（指定を受けた日の属する事業年度にあつては，その指定を受けた後遅滞なく），厚生労働大臣の認可を受けなければならない．これを変更しようとするときも，同様とする．

2　指定登録機関は，毎事業年度の経過後三月以内に，その事業年度の事業報告書及び収支決算書を作成し，厚生労働大臣に提出しなければならない．

【登録事務規程】

第八条の五　指定登録機関は，登録事務の開始前に，登録事務の実施に関する規程（以下「登録事務規程」という．）を定め，厚生労働大臣の認可を受けなければならない．これを変更しようとするときも，同様とする．

2　登録事務規程で定めるべき事項は，厚生労働省令で定める．

3　厚生労働大臣は，第一項の認可をした登録事務規程が登録事務の適正かつ確実な実施上不適当となつたと認めるときは，指定登録機関に対し，これを変更すべきことを命ずることができる．

【指定登録機関の登録事務等】

第八条の六　指定登録機関が登録事務を行う場合における第五条及び第六条第二項（第八条第二項において準用する場合を含む．）の規定の適用については，第五条中「厚生労働省」とあるのは「指定登録機関」と，第六条第二項中「厚生労働大臣は，」とあるのは「厚生労働大臣が」と，「歯科衛生士免許証（以下「免許証」という．）」とあるのは「指定登録機関は，歯科衛生士免許証明書」とする．

2　指定登録機関が登録事務を行う場合において，歯科衛生士の登録又は免許証若しくは歯科衛生士免許証明書（以下「免許証明書」という．）の書換え交付若しくは再交付を受けようとする者は実費を勘案して政令で定める額の手数料を指定登録機関に納付しなければならない．

3　前項の規定により指定登録機関に納められた手数料は，指定登録機関の収入とする．

第八条の七　指定登録機関の役員若しくは職員又はこれらの職にあつた者は，登録事務に関して知り得た秘密を漏らしてはならない．

2　登録事務に従事する指定登録機関の役員又は職員は，刑法（明治四十年法律第四十五号）その他の罰則の適用については，法令により公務に従事する職員とみなす．

第八条の八　指定登録機関は，厚生労働省令で定めるところにより，登録事務に関する事項で厚生労働省令で定めるものを記載した帳簿を備え，これを保存しなければならない．

第八条の九　厚生労働大臣は，この法律を施行するため必要があると認めるときは，指定登録機関に対し，登録事務に関し監督上必要な命令をすることができる．

第八条の十　厚生労働大臣は，この法律を施行するため必要があると認めるときは，その必要な限度で，厚生労働省令で定めるところにより，指定登録機関に対し，報告をさせることができる．

第八条の十一　厚生労働大臣は，この法律を施行するため必要があると認めるときは，その必要な限度で，その職員に，指定登録機関の事務所に立ち入り，指定登録機関の帳簿，書類その他必要な物件を検査させ，又は関係者に質問させることができる．

2　前項の規定により立入検査を行う職員は，その身分を示す証明書を携帯し，かつ，関係者の請求があるときは，これを提示しなければならない．

3　第一項に規定する権限は，犯罪捜査のために認められたものと解釈してはならない．

【登録事務の休廃止】

第八条の十二　指定登録機関は，厚生労働大臣の許可を受けなければ，登録事務の全部又は一部を休止し，又は廃止してはならない．

【指定登録機関の指定の取消し等】

第八条の十三　厚生労働大臣は，指定登録機関が第八条の二第四項各号（第三号を除く．）のいずれかに該当するに至つたときは，その指定を取り消さなければならない．

2　厚生労働大臣は，指定登録機関が次の各号のいずれかに該当するに至つたときは，その指定を取り消し，又は期間を定めて登録事務の全部若しくは一部の停止を命ずることができる．

一　第八条の二第三項各号に掲げる要件を満たさなくなつたと認められるとき．

二　第八条の三第二項，第八条の五第三項又は第八条の九の規定による命令に違反したとき．

三　第八条の四又は前条の規定に違反したとき．

四　第八条の五第一項の認可を受けた登録事務規程によらないで登録事務を行つたとき．

五　次条第一項の条件に違反したとき．

【指定等の条件付与及び変更】

第八条の十四　第八条の二第一項，第八条の三第一項，第八条の四第一項，第八条の五第一項又は第八条の十二の規定による指定，認可又は許可には，条件を付し，及びこれを変更することができる．

2　前項の条件は，当該指定，認可又は許可に係る事項の確実な実施を図るため必要な最小限度のものに限り，かつ，当該指定，認可又は許可を受ける者に不当な義務を課することとなるものであつてはならない．

第八条の十五　削除

【処分に対する審査請求】

第八条の十六　指定登録機関が行う登録事務に係る処分又はその不作為について不服がある者は，厚生労働大臣に対し，審査請求をすることができる．この場合において，厚生労働大臣は，行政不服審査法（平成二十六年法律第六十八号）第二十五条第二項及び第三項，第四十六条第一項及び第二項，第四十七条並びに第四十九条第三項の規定の適用については，指定登録機関の上級行政庁とみなす．

【厚生労働大臣による登録事務の実施等】

第八条の十七　厚生労働大臣は，指定登録機関の指定をしたときは，登録事務を行わないものとする．

2　厚生労働大臣は，指定登録機関が第八条の十二の規定による許可を受けて登録事務の全部若しくは一部を休止したとき，第八条の十三第二項の規定により指定登録機関に対し登録事務の全部若しくは一部の停止を命じたとき，又は指定登録機関が天災その他の事由により登録事務の全部若しくは一部を実施することが困難となつた場合において必要があると認めるときは，登録事務の全部又は一部を自ら行うものとする．

【公示】

第八条の十八　厚生労働大臣は，次に掲げる場合には，その旨を官報に公示しなければならない．

一　第八条の二第一項の規定による指定をしたとき．

二　第八条の十二の規定による許可をしたとき．

三　第八条の十三の規定により指定を取り消し，又は登録事務の全部若しくは一部の停止を命じたとき．

四　前条第二項の規定により登録事務の全部若しくは一部を自ら行うこととするとき，又は自ら行つていた登録事務の全部若しくは一部を行わないこととするとき．

【厚生労働省令への委任】

第九条　この法律に規定するもののほか，免許の申請，歯科衛生士名簿の登録，訂正及び抹消，免許証又は免許証明書の交付，書換え交付，再交付，返納及び提出，住所の届出，指定登録機関及びその行う登録事務並びに登録事務の引継ぎに関する事項は，厚生労働省令で定める．

【試験の目的】

第十条　試験は，歯科衛生士として必要な知識及び技能について，これを行う．

【試験の実施】

第十一条　試験は，厚生労働大臣が，毎年少くとも一回これを行う．

【試験委員】

第十一条の二　厚生労働大臣は，厚生労働省に置く歯科衛生士試験委員（次項において「試験委員」という．）に，試験の問題の作成及び採点を行わせる．

2　試験委員は，試験の問題の作成及び採点について，厳正を保持し不正の行為のないようにしなければならない．

【受験資格】

第十二条　試験は，次の各号のいずれかに該当する者でなければ，これを受けることができない．

一　文部科学大臣の指定した歯科衛生士学校を卒業した者

二　都道府県知事の指定した歯科衛生士養成所を卒業した者

三　外国の歯科衛生士学校を卒業し，又は外国において歯科衛生士免許を得た者で，厚生労働大臣が前二号に掲げる者と同等以上の知識及び技能を有すると認めたもの

【試験に関して不正行為のあつた場合の受験の停止又は試験の無効等】

第十二条の二　厚生労働大臣は，試験に関して不正の行為があつた場合には，その不正の行為に関係のある者について，その受験を停止させ，又はその試験を無効とすることができる．

2　厚生労働大臣は，前項の規定による処分を受けた者について，期間を定めて試験を受けることができないものとすることができる．

【受験手数料】

第十二条の三　試験を受けようとする者は，実費を勘案して政令で定める額の受験手数料を国に納付しなければならない．

2　前項の受験手数料は，これを納付した者が試験を受けない場合においても，返還しない．

【指定試験機関の指定】

第十二条の四　厚生労働大臣は，厚生労働省令で定めるところにより，その指定する者（以下「指定試験機関」という．）に，試験の実施に関する事務（以下「試験事務」という．）を行わせることができる．

2　指定試験機関の指定は，厚生労働省令で定めるところにより，試験事務を行おうとする者の申請により行う．

【試験委員】

第十二条の五　指定試験機関は，試験の問題の作成及び採点を歯科衛生士試験委員（次項，次条及び第十二条の八において「試験委員」という．）に行わせなければならない．

2　指定試験機関は，試験委員を選任しようとするときは，厚生労働省令で定める要件を備える者のうちから選任しなければならない．

第十二条の六　試験委員は，試験の問題の作成及び採点について，厳正を保持し不正の行為のないようにしなければならない．

【受験の停止等】

第十二条の七　指定試験機関が試験事務を行う場合において，指定試験機関は，試験に関して不正の行為があつたときは，その不正行為に関係のある者について，その受験を停止させることができる．

2　前項に定めるもののほか，指定試験機関が試験事務を行う場合における第十二条の二及び第十二条の三第一項の規定の適用については，第十二条の二第一項中「その受験を停止させ，又はその試験」とあるのは「その試験」と，同条第二項中「前項」とあるのは「前項又は第十二条の七第一項」と，第十二条の三第一項中「国」とあるのは「指定試験機関」とする．

3　前項の規定により読み替えて適用する第十二条の三第一項の規定により指定試験機関に納められた受験手数料は，指定試験機関の収入とする．

【準用】

第十二条の八　第八条の二第三項及び第四項，第八条の三から

第八条の五まで，第八条の七から第八条の十四まで並びに第八条の十六から第八条の十八までの規定は，指定試験機関について準用する．この場合において，これらの規定中「登録事務」とあるのは「試験事務」と，「登録事務規程」とあるのは「試験事務規程」と，第八条の二第三項中「前項」とあり，及び同条第四項各号列記以外の部分中「第二項」とあるのは「第十二条の四第二項」と，第八条の三及び第八条の七中「役員」とあるのは「役員（試験委員を含む.）」と，第八条の十三第二項第三号中「又は前条」とあるのは「，前条又は第十二条の五」と，第八条の十四第一項及び第八条の十八第一号中「第八条の二第一項」とあるのは「第十二条の四第一項」と読み替えるものとする．

【政令及び厚生労働省令への委任】

第十二条の九　この法律に規定するもののほか，歯科衛生士学校又は歯科衛生士養成所の指定及びその取消しに関し必要な事項は政令で，試験科目，受験手続その他試験に関し必要な事項並びに指定試験機関及びその行う試験事務並びに試験事務の引継ぎに関し必要な事項は厚生労働省令で定める．

【歯科衛生業務の制限】

第十三条　歯科衛生士でなければ，第二条第一項に規定する業をしてはならない．但し，歯科医師法（昭和二十三年法律第二百二号）の規定に基いてなす場合は，この限りでない．

第十三条の二　歯科衛生士は，歯科診療の補助をなすに当つては，主治の歯科医師の指示があつた場合を除くほか，診療機械を使用し，医薬品を授与し，又は医薬品について指示をなし，その他歯科医師が行うのでなければ衛生上危害を生ずるおそれのある行為をしてはならない．ただし，臨時応急の手当をすることは，さしつかえない．

【主治の歯科医師又は医師の指示】

第十三条の三　歯科衛生士は，歯科保健指導をなすに当たつて主治の歯科医師又は医師があるときは，その指示を受けなければならない．

【保健所の長の指示】

第十三条の四　歯科衛生士は，歯科保健指導の業務に関して就業地を管轄する保健所の長の指示を受けたときは，これに従わなければならない．ただし，前条の規定の適用を妨げない．

【歯科医師その他の歯科医療関係者との緊密な連携】

第十三条の五　歯科衛生士は，その業務を行うに当たつては，歯科医師その他の歯科医療関係者との緊密な連携を図り，適正な歯科医療の確保に努めなければならない．

【秘密保持義務】

第十三条の六　歯科衛生士は，正当な理由がなく，その業務上知り得た人の秘密を漏らしてはならない．歯科衛生士でなくなつた後においても，同様とする．

【名称使用の制限】

第十三条の七　歯科衛生士でない者は，歯科衛生士又はこれに紛らわしい名称を使用してはならない．

【権限の委任】

第十三条の八　この法律に規定する厚生労働大臣の権限は，厚生労働省令で定めるところにより，地方厚生局長に委任することができる．

2　前項の規定により地方厚生局長に委任された権限は，厚生労働省令で定めるところにより，地方厚生支局長に委任することができる．

【罰則】

第十四条　次の各号のいずれかに該当する者は，一年以下の懲役若しくは五十万円以下の罰金に処し，又はこれを併科する．

一　第十三条の規定に違反した者

二　虚偽又は不正の事実に基づいて免許を受けた者

第十五条　第八条の七第一項（第十二条の八において準用する場合を含む.）の規定に違反した者は，一年以下の懲役又は五十万円以下の罰金に処する．

第十六条　第八条の十三第二項（第十二条の八において準用する場合を含む.）の規定による登録事務又は試験事務の停止の命令に違反したときは，その違反行為をした指定登録機関又は指定試験機関の役員又は職員は，一年以下の懲役又は五十万円以下の罰金に処する．

第十七条　第十一条の二第二項又は第十二条の六の規定に違反して，不正の採点をした者は，一年以下の懲役又は五十万円以下の罰金に処する．

第十八条　次の各号のいずれかに該当する者は，六月以下の懲役若しくは三十万円以下の罰金に処し，又はこれを併科する．

一　第八条第一項の規定により業務の停止を命ぜられた者で，当該停止を命ぜられた期間中に，業務を行つたもの

二　第十三条の二から第十三条の四までの規定に違反した者

第十九条　第十三条の六の規定に違反した者は，五十万円以下の罰金に処する．

2　前項の罪は，告訴がなければ公訴を提起することができない．

第二十条　次の各号のいずれかに該当する者は，三十万円以下の罰金に処する．

一　第六条第三項の規定に違反した者

二　第十三条の七の規定に違反した者

第二十一条　次の各号のいずれかに該当するときは，その違反行為をした指定登録機関又は指定試験機関の役員又は職員は，三十万円以下の罰金に処する．

一　第八条の八（第十二条の八において準用する場合を含む.）の規定に違反して帳簿を備えず，帳簿に記載せず，若しくは帳簿に虚偽の記載をし，又は帳簿を保存しなかつたとき．

二　第八条の十（第十二条の八において準用する場合を含む.）の規定による報告をせず，又は虚偽の報告をしたとき．

三　第八条の十一第一項（第十二条の八において準用する場合を含む.）の規定による立入り若しくは検査を拒み，妨げ，若しくは忌避し，又は質問に対して陳述せず，若しくは虚偽の陳述をしたとき．

四　第八条の十二（第十二条の八において準用する場合を含む.）の許可を受けないで登録事務又は試験事務の全部を廃止したとき．

Ⅱ保健師助産師看護師法（抄）

（昭和二十三年法律　第二百三号）

第一章　総則

【法律の目的】

第一条　この法律は，保健師，助産師及び看護師の資質を向上し，もつて医療及び公衆衛生の普及向上を図ることを目的とする．

【保健師の定義】

第二条　この法律において「保健師」とは，厚生労働大臣の免許を受けて，保健師の名称を用いて，保健指導に従事することを業とする者をいう．

【助産師の定義】

第三条　この法律において「助産師」とは，厚生労働大臣の免許を受けて，助産又は妊婦，じよく婦若しくは新生児の保健指導を行うことを業とする女子をいう．

【看護師の定義】

第五条　この法律において「看護師」とは，厚生労働大臣の免許を受けて，傷病者若しくはじよく婦に対する療養上の世話又は診療の補助を行うことを業とする者をいう．

【准看護師の定義】

第六条　この法律において「准看護師」とは，都道府県知事の免許を受けて，医師，歯科医師又は看護師の指示を受けて，前条に規定することを行うことを業とする者をいう．

第二章　免許

【保健師・助産師・看護師の免許】

第七条　保健師になろうとする者は，保健師国家試験及び看護師国家試験に合格し，厚生労働大臣の免許を受けなければならない．

2　助産師になろうとする者は，助産師国家試験及び看護師国家試験に合格し，厚生労働大臣の免許を受けなければならない．

3　看護師になろうとする者は，看護師国家試験に合格し，厚生労働大臣の免許を受けなければならない．

【准看護師の免許】

第八条　准看護師になろうとする者は，准看護師試験に合格し，都道府県知事の免許を受けなければならない．

【欠格事由】

第九条　次の各号のいずれかに該当する者には，前二条の規定による免許（以下「免許」という.）を与えないことがある．

一　罰金以上の刑に処せられた者

二　前号に該当する者を除くほか，保健師，助産師，看護師又は准看護師の業務に関し犯罪又は不正の行為があつた者

三　心身の障害により保健師，助産師，看護師又は准看護師の業務を適正に行うことができない者として厚生労働省令で定めるもの

四　麻薬，大麻又はあへんの中毒者

【保健師籍・助産師籍・看護師籍】

第十条　厚生労働省に保健師籍，助産師籍及び看護師籍を備え，登録年月日，第十四条第一項の規定による処分に関する事項その他の保健師免許，助産師免許及び看護師免許に関する事項を登録する．

【准看護師籍】

第十一条　都道府県に准看護師籍を備え，登録年月日，第十四条第二項の規定による処分に関する事項その他の准看護師免許に関する事項を登録する．

【免許の付与及び免許証の交付】

第十二条　保健師免許は，保健師国家試験及び看護師国家試験に合格した者の申請により，保健師籍に登録することによつて行う．

2　助産師免許は，助産師国家試験及び看護師国家試験に合格した者の申請により，助産師籍に登録することによつて行う．

3　看護師免許は，看護師国家試験に合格した者の申請により，看護師籍に登録することによつて行う．

4　准看護師免許は，准看護師試験に合格した者の申請により，准看護師籍に登録することによつて行う．

5　厚生労働大臣又は都道府県知事は，免許を与えたときは，それぞれ保健師免許証，助産師免許証若しくは看護師免許証又は准看護師免許証を交付する．

【意見の聴取】

第十三条　厚生労働大臣は，保健師免許，助産師免許又は看護師免許を申請した者について，第九条第三号に掲げる者に該当すると認め，同条の規定により当該申請に係る免許を与えないこととするときは，あらかじめ，当該申請者にその旨を通知し，その求めがあつたときは，厚生労働大臣の指定する職員にその意見を聴取させなければならない．

2　都道府県知事は，准看護師免許を申請した者について，第九条第三号に掲げる者に該当すると認め，同条の規定により准看護師免許を与えないこととするときは，あらかじめ，当該申請者にその旨を通知し，その求めがあつたときは，当該都道府県知事の指定する職員にその意見を聴取させなければならない．

【免許の取消・業務停止及び再免許】

第十四条　保健師，助産師若しくは看護師が第九条各号のいずれかに該当するに至つたとき，又は保健師，助産師若しくは看護師としての品位を損するような行為のあつたときは，厚生労働大臣は，次に掲げる処分をすることができる．

一　戒告

二　三年以内の業務の停止

三　免許の取消し

2　准看護師が第九条各号のいずれかに該当するに至つたとき，又は准看護師としての品位を損するような行為のあつたときは，都道府県知事は，次に掲げる処分をすることができる．

一　戒告

二　三年以内の業務の停止

三　免許の取消し

3　前二項の規定による取消処分を受けた者（第九条第一号若しくは第二号に該当し，又は保健師，助産師，看護師若しくは准看護師としての品位を損するような行為のあつた者として前二項の規定による取消処分を受けた者にあつては，その

処分の日から起算して五年を経過しない者を除く.）であつても，その者がその取消しの理由となつた事項に該当しなくなつたとき，その他その後の事情により再び免許を与えるのが適当であると認められるに至つたときは，再免許を与えることができる．この場合においては，第十二条の規定を準用する．

第三章　試験

【試験の内容】

第十七条　保健師国家試験，助産師国家試験，看護師国家試験又は准看護師試験は，それぞれ保健師，助産師，看護師又は准看護師として必要な知識及び技能について，これを行う．

【試験の実施】

第十八条　保健師国家試験，助産師国家試験及び看護師国家試験は，厚生労働大臣が，准看護師試験は，都道府県知事が，厚生労働大臣の定める基準に従い，毎年少なくとも一回これを行う．

【保健師国家試験の受験資格】

第十九条　保健師国家試験は，次の各号のいずれかに該当する者でなければ，これを受けることができない．

一　文部科学省令・厚生労働省令で定める基準に適合するものとして，文部科学大臣の指定した学校において一年以上保健師になるのに必要な学科を修めた者

二　文部科学省令・厚生労働省令で定める基準に適合するものとして，都道府県知事の指定した保健師養成所を卒業した者

三　外国の第二条に規定する業務に関する学校若しくは養成所を卒業し，又は外国において保健師免許に相当する免許を受けた者で，厚生労働大臣が前二号に掲げる者と同等以上の知識及び技能を有すると認めたもの

【助産師国家試験の受験資格】

第二十条　助産師国家試験は，次の各号のいずれかに該当する者でなければ，これを受けることができない．

一　文部科学省令・厚生労働省令で定める基準に適合するものとして，文部科学大臣の指定した学校において一年以上助産に関する学科を修めた者

二　文部科学省令・厚生労働省令で定める基準に適合するものとして，都道府県知事の指定した助産師養成所を卒業した者

三　外国の第三条に規定する業務に関する学校若しくは養成所を卒業し，又は外国において助産師免許に相当する免許を受けた者で，厚生労働大臣が前二号に掲げる者と同等以上の知識及び技能を有すると認めたもの

【看護師国家試験の受験資格】

第二十一条　看護師国家試験は，次の各号のいずれかに該当する者でなければ，これを受けることができない．

一　文部科学省令・厚生労働省令で定める基準に適合するものとして，文部科学大臣の指定した学校教育法（昭和二十二年法律第二十六号）に基づく大学（短期大学を除く．第四号において同じ.）において看護師になるのに必要な学科を修めて卒業した者

二　文部科学省令・厚生労働省令で定める基準に適合するものとして，文部科学大臣の指定した学校において三年以上看護師になるのに必要な学科を修めた者

三　文部科学省令・厚生労働省令で定める基準に適合するものとして，都道府県知事の指定した看護師養成所を卒業した者

四　免許を得た後三年以上業務に従事している准看護師又は学校教育法に基づく高等学校若しくは中等教育学校を卒業している准看護師で前三号に規定する大学，学校又は養成所において二年以上修業したもの

五　外国の第五条に規定する業務に関する学校若しくは養成所を卒業し，又は外国において看護師免許に相当する免許を受けた者で，厚生労働大臣が第一号から第三号までに掲げる者と同等以上の知識及び技能を有すると認めたもの

【准看護師試験の受験資格】

第二十二条　准看護師試験は，次の各号のいずれかに該当する者でなければ，これを受けることができない．

一　文部科学省令・厚生労働省令で定める基準に適合するものとして，文部科学大臣の指定した学校において二年の看護に関する学科を修めた者

二　文部科学省令・厚生労働省令で定める基準に従い，都道府県知事の指定した准看護師養成所を卒業した者

三　前条第一号から第三号まで又は第五号に該当する者

四　外国の第五条に規定する業務に関する学校若しくは養成所を卒業し，又は外国において看護師免許に相当する免許を受けた者のうち，前条第五号に該当しない者で，厚生労働大臣の定める基準に従い，都道府県知事が適当と認めたもの

第二十八条の二　保健師，助産師，看護師及び准看護師は，免許を受けた後も，臨床研修その他の研修（保健師等再教育研修及び准看護師再教育研修を除く.）を受け，その資質の向上を図るように努めなければならない．

第四章　業務

【保健師業務の制限】

第二十九条　保健師でない者は，保健師又はこれに類似する名称を用いて，第二条に規定する業をしてはならない．

【助産師業務の制限】

第三十条　助産師でない者は，第三条に規定する業をしてはならない．ただし，医師法（昭和二十三年法律第二百一号）の規定に基づいて行う場合は，この限りでない．

【看護師業務の制限】

第三十一条　看護師でない者は，第五条に規定する業をしてはならない．ただし，医師法又は歯科医師法（昭和二十三年法律第二百二号）の規定に基づいて行う場合は，この限りでない．

2　保健師及び助産師は，前項の規定にかかわらず，第五条に規定する業を行うことができる．

【准看護師業務の制限】

第三十二条　准看護師でない者は，第六条に規定する業をしてはならない．ただし，医師法又は歯科医師法の規定に基づいて行う場合は，この限りでない．

【保健師に対する主治医の指示】

第三十五条　保健師は，傷病者の療養上の指導を行うに当たつて主治の医師又は歯科医師があるときは，その指示を受けなければならない．

【保健師に対する保健所長の指示】

第三十六条　保健師は，その業務に関して就業地を管轄する保健所の長の指示を受けたときは，これに従わなければならない．ただし，前条の規定の適用を妨げない．

【医療行為の禁止】

第三十七条　保健師，助産師，看護師又は准看護師は，主治の医師又は歯科医師の指示があつた場合を除くほか，診療機械を使用し，医薬品を授与し，医薬品について指示をしその他医師又は歯科医師が行うのでなければ衛生上危害を生ずるおそれのある行為をしてはならない．ただし，臨時応急の手当をし，又は助産師がへその緒を切り，浣腸を施しその他助産師の業務に当然に付随する行為をする場合は，この限りでない．

【秘密を守る義務】

第四十二条の二　保健師，看護師又は准看護師は，正当な理由がなく，その業務上知り得た人の秘密を漏らしてはならない．保健師，看護師又は准看護師でなくなつた後においても，同様とする．

Ⅲ歯科医師法（抄）

（昭和二十三年法律　第二百二号）

第一章　総則

【歯科医師の任務】

第一条　歯科医師は，歯科医療及び保健指導を掌ることによつて，公衆衛生の向上及び増進に寄与し，もつて国民の健康な生活を確保するものとする．

第二章　免許

【免許】

第二条　歯科医師になろうとする者は，歯科医師国家試験に合格し，厚生労働大臣の免許を受けなければならない．

【絶対的欠格事由】

第三条　未成年者には，免許を与えない．

【相対的欠格事由】

第四条　次の各号のいずれかに該当する者には，免許を与えないことがある．

一　心身の障害により歯科医師の業務を適正に行うことができない者として厚生労働省令で定めるもの

二　麻薬，大麻又はあへんの中毒者

三　罰金以上の刑に処せられた者

四　前号に該当する者を除くほか，医事に関し犯罪又は不正の行為のあつた者

【歯科医籍】

第五条　厚生労働省に歯科医籍を備え，登録年月日，第七条第一項の規定による処分に関する事項その他の歯科医師免許に関する事項を登録する．

【登録・免許証の交付及び届出】

第六条　免許は，歯科医師国家試験に合格した者の申請により，歯科医籍に登録することによつて行う．

2　厚生労働大臣は，免許を与えたときは，歯科医師免許証を交付する．

3　歯科医師は，厚生労働省令で定める二年ごとの年の十二月三十一日現在における氏名，住所（歯科医業に従事する者については，更にその場所）その他厚生労働省令で定める事項を，当該年の翌年一月十五日までに，その住所地の都道府県知事を経由して厚生労働大臣に届け出なければならない．ただし，情報通信技術を活用した行政の推進等に関する法律（平成十四年法律第百五十一号）第六条第一項の規定により当該届出を同項に規定する電子情報処理組織を使用して行うときは，都道府県知事を経由することを要しない．

【意見の聴取】

第六条の二　厚生労働大臣は，歯科医師免許を申請した者について，第四条第一号に掲げる者に該当すると認め，同条の規定により免許を与えないこととするときは，あらかじめ，当該申請者にその旨を通知し，その求めがあつたときは，厚生労働大臣の指定する職員にその意見を聴取させなければならない．

【免許の取消・業務停止及び再免許】

第七条　歯科医師が第四条各号のいずれかに該当し，又は歯科医師としての品位を損するような行為のあつたときは，厚生労働大臣は，次に掲げる処分をすることができる．

一　戒告

二　三年以内の歯科医業の停止

三　免許の取消し

2　前項の規定による取消処分を受けた者（第四条第三号若しくは第四号に該当し，又は歯科医師としての品位を損するような行為のあつた者として同項の規定による取消処分を受けた者にあつては，その処分の日から起算して五年を経過しない者を除く．）であつても，その者がその取消しの理由となつた事項に該当しなくなつたときその他その後の事情により再び免許を与えるのが適当であると認められるに至つたときは，再免許を与えることができる．この場合においては，第六条第一項及び第二項の規定を準用する．

3　厚生労働大臣は，前二項に規定する処分をするに当たつては，あらかじめ医道審議会の意見を聴かなければならない．

4　厚生労働大臣は，第一項の規定による免許の取消処分をしようとするときは，都道府県知事に対し，当該処分に係る者に対する意見の聴取を行うことを求め，当該意見の聴取をもつて，厚生労働大臣による聴聞に代えることができる．

5　行政手続法（平成五年法律第八十八号）第三章第二節（第二十五条，第二十六条及び第二十八条を除く．）の規定は，都道府県知事が前項の規定により意見の聴取を行う場合について準用する．この場合において，同節中「聴聞」とあるのは「意見の聴取」と，同法第十五条第一項中「行政庁」とあるのは「都道府県知事」と，同条第三項（同法第二十二条第三項において準用する場合を含む．）中「行政庁は」とあるのは「都道府県知事は」と，「当該行政庁が」とあるのは「当該都道府県知事が」と，「当該行政庁の」とあるのは「当該都道府県の」と，同法第十六条第四項並びに第十八条第一

項及び第三項中「行政庁」とあるのは「都道府県知事」と，同法第十九条第一項中「行政庁が指名する職員その他政令で定める者」とあるのは「都道府県知事が指名する職員」と，同法第二十条第一項，第二項及び第四項中「行政庁」とあるのは「都道府県」と，同条第六項及び同法第二十四条第三項中「行政庁」とあるのは「都道府県知事」と読み替えるものとする．

（略）

第七条の二　厚生労働大臣は，前条第一項第一号若しくは第二号に掲げる処分を受けた歯科医師又は同条第二項の規定により再免許を受けようとする者に対し，歯科医師としての倫理の保持又は歯科医師として具有すべき知識及び技能に関する研修として厚生労働省令で定めるもの（以下「再教育研修」という．）を受けるよう命ずることができる．

2　厚生労働大臣は，前項の規定による再教育研修を修了した者について，その申請により，再教育研修を修了した旨を歯科医籍に登録する．

3　厚生労働大臣は，前項の登録をしたときは，再教育研修修了登録証を交付する．

4　第二項の登録を受けようとする者及び再教育研修修了登録証の書換交付又は再交付を受けようとする者は，実費を勘案して政令で定める額の手数料を納めなければならない．

5　前条第十項から第十七項まで（第十二項を除く．）の規定は，第一項の規定による命令をしようとする場合について準用する．この場合において，必要な技術的読替えは，政令で定める．

第七条の三　厚生労働大臣は，歯科医師について第七条第一項の規定による処分をすべきか否かを調査する必要があると認めるときは，当該事案に関係する者若しくは参考人から意見若しくは報告を徴し，診療録その他の物件の所有者に対し，当該物件の提出を命じ，又は当該職員をして当該事案に関係のある病院その他の場所に立ち入り，診療録その他の物件を検査させることができる．

2　前項の規定により立入検査をしようとする職員は，その身分を示す証明書を携帯し，関係人の請求があつたときは，これを提示しなければならない．

3　第一項の規定による立入検査の権限は，犯罪捜査のために認められたものと解してはならない．

第八条　この章に規定するもののほか，免許の申請，歯科医籍の登録，訂正及び抹消，免許証の交付，書換交付，再交付，返納及び提出並びに住所の届出に関して必要な事項は政令で，第七条第一項の処分，第七条の二第一項の再教育研修の実施，同条第二項の歯科医籍の登録並びに同条第三項の再教育研修修了登録証の交付，書換交付及び再交付に関して必要な事項は厚生労働省令で定める．

第三章　試験

【試験の目的】

第九条　歯科医師国家試験は，臨床上必要な歯科医学及び口くう衛生に関して，歯科医師として具有すべき知識及び技能について，これを行う．

【試験の実施】

第十条　歯科医師国家試験及び歯科医師国家試験予備試験は，毎年少くとも一回，厚生労働大臣が，これを行う．

2　厚生労働大臣は，歯科医師国家試験又は歯科医師国家試験予備試験の科目又は実施若しくは合格者の決定の方法を定めようとするときは，あらかじめ，医道審議会の意見を聴かなければならない．

【歯科医師国家試験の受験資格】

第十一条　歯科医師国家試験は，次の各号の一に該当する者でなければ，これを受けることができない．

一　学校教育法（昭和二十二年法律第二十六号）に基づく大学（第十六条の二第一項において単に「大学」という．）において，歯学の正規の課程を修めて卒業した者

二　歯科医師国家試験予備試験に合格した者で，合格した後一年以上の診療及び口腔くう衛生に関する実地修練を経たもの

三　外国の歯科医学校を卒業し，又は外国で歯科医師免許を得た者で，厚生労働大臣が前二号に掲げる者と同等以上の学力及び技能を有し，かつ，適当と認定したもの

【不正受験者の措置】

第十五条　歯科医師国家試験又は歯科医師国家試験予備試験に関して不正の行為があつた場合には，当該不正行為に関係のある者について，その受験を停止させ，又はその試験を無効とすることができる．この場合においては，なお，その者について，期間を定めて試験を受けることを許さないことができる．

第三章の二　臨床研修

【臨床研修】

第十六条の二　診療に従事しようとする歯科医師は，一年以上，歯学若しくは医学を履修する課程を置く大学に附属する病院（歯科医業を行わないものを除く．）又は厚生労働大臣の指定する病院若しくは診療所において，臨床研修を受けなければならない．

2　厚生労働大臣は，前項の規定により指定した病院又は診療所が臨床研修を行うについて不適当であると認めるに至つたときは，その指定を取り消すことができる．

3　厚生労働大臣は，第一項の指定又は前項の指定の取消しをしようとするときは，あらかじめ，医道審議会の意見を聴かなければならない．

4　第一項の規定の適用については，外国の病院又は診療所で，厚生労働大臣が適当と認めたものは，同項の厚生労働大臣の指定する病院又は診療所とみなす．

【臨床研修の専念義務】

第十六条の三　臨床研修を受けている歯科医師は，臨床研修に専念し，その資質の向上を図るように努めなければならない．

第四章　業務

【歯科医師でない者の歯科医業の禁止】

第十七条　歯科医師でなければ，歯科医業をなしてはならない．

【名称の使用制限】

第十八条　歯科医師でなければ，歯科医師又はこれに紛らわしい名称を用いてはならない．

【診療義務及び診断書の取扱】

第十九条　診療に従事する歯科医師は，診察治療の求があつた場合には，正当な事由がなければ，これを拒んではならない．

2　診療をなした歯科医師は，診断書の交付の求があつた場合

は，正当な事由がなければ，これを拒んではならない．

【無診察治療等の禁止】

第二十条　歯科医師は，自ら診察しないで治療をし，又は診断書若しくは処方せんを交付してはならない．

【処方せんの交付義務】

第二十一条　歯科医師は，患者に対し治療上薬剤を調剤して投与する必要があると認めた場合には，患者又は現にその看護に当つている者に対して処方せんを交付しなければならない．ただし，患者又は現にその看護に当つている者が処方せんの交付を必要としない旨を申し出た場合及び次の各号の一に該当する場合においては，その限りでない．

一　暗示的効果を期待する場合において，処方せんを交付することがその目的の達成を妨げるおそれがある場合

二　処方せんを交付することが診療又は疾病の予後について患者に不安を与え，その疾病の治療を困難にするおそれがある場合

三　病状の短時間ごとの変化に即応して薬剤を投与する場合

四　診断又は治療方法の決定していない場合

五　治療上必要な応急の措置として薬剤を投与する場合

六　安静を要する患者以外に薬剤の交付を受けることができる者がいない場合

七　薬剤師が乗り組んでいない船舶内において，薬剤を投与する場合

【療養方法等の指導】

第二十二条　歯科医師は，診療をしたときは，本人又はその保護者に対し，療養の方法その他保健の向上に必要な事項の指導をしなければならない．

【診療録の記載及び保存】

第二十三条　歯科医師は，診療をしたときは，遅滞なく診療に関する事項を診療録に記載しなければならない．

2　前項の診療録であつて，病院又は診療所に勤務する歯科医師のした診療に関するものは，その病院又は診療所の管理者において，その他の診療に関するものは，その歯科医師において，五年間これを保存しなければならない．

【医療又は保健指導に関する指示】

第二十三条の二　厚生労働大臣は，公衆衛生上重大な危害を生ずる虞がある場合において，その危害を防止するため特に必要があると認めるときは，歯科医師に対して，歯科医療又は保健指導に関し必要な指示をすることができる．

2　厚生労働大臣は，前項の規定による指示をするに当つては，あらかじめ医道審議会の意見を聴かなければならない．

第五章　歯科医師試験委員

【歯科医師試験委員の設置】

第二十四条　歯科医師国家試験及び歯科医師国家試験予備試験に関する事務をつかさどらせるため，厚生労働省に歯科医師試験委員を置く．

2　歯科医師試験委員に関し必要な事項は，政令で定める．

【試験事務担当者の不正行為禁止】

第二十八条　歯科医師試験委員その他歯科医師国家試験又は歯科医師国家試験予備試験に関する事務をつかさどる者は，その事務の施行に当たつて厳正を保持し，不正の行為のないようにしなければならない．

第六章　罰則

第二十九条　次の各号のいずれかに該当する者は，三年以下の懲役若しくは百万円以下の罰金に処し，又はこれを併科する．

一　第十七条の規定に違反した者

二　虚偽又は不正の事実に基づいて歯科医師免許を受けた者

2　前項第一号の罪を犯した者が，歯科医師又はこれに類似した名称を用いたものであるときは，三年以下の懲役若しくは二百万円以下の罰金に処し，又はこれを併科する．

第三十条　第七条第一項の規定により歯科医業の停止を命ぜられた者で，当該停止を命ぜられた期間中に，歯科医業を行つたものは，一年以下の懲役若しくは五十万円以下の罰金に処し，又はこれを併科する．

第三十一条　第二十八条の規定に違反して故意若しくは重大な過失により事前に試験問題を漏らし，又は故意に不正の採点をした者は，一年以下の懲役又は五十万円以下の罰金に処する．

第三十一条の二　次の各号のいずれかに該当する者は，五十万円以下の罰金に処する．

一　第六条第三項，第十八条，第二十条，第二十一条又は第二十三条の規定に違反した者

二　第七条の二第一項の規定による命令に違反して再教育研修を受けなかつた者

三　第七条の三第一項の規定による陳述をせず，報告をせず，若しくは虚偽の陳述若しくは報告をし，物件を提出せず，又は検査を拒み，妨げ，若しくは忌避した者

第三十一条の三　法人の代表者又は法人若しくは人の代理人，使用人その他の従業者が，その法人又は人の業務に関して前条第三号の違反行為をしたときは，行為者を罰するほか，その法人又は人に対しても同条の罰金刑を科する．

Ⅳ医療法（抄）

（昭和二十三年法律　第二百五号）

第一章　総則

【目的】

第一条　この法律は，医療を受ける者による医療に関する適切な選択を支援するために必要な事項，医療の安全を確保するために必要な事項，病院，診療所及び助産所の開設及び管理に関し必要な事項並びにこれらの施設の整備並びに医療提供施設相互間の機能の分担及び業務の連携を推進するために必要な事項を定めること等により，医療を受ける者の利益の保護及び良質かつ適切な医療を効率的に提供する体制の確保を図り，もつて国民の健康の保持に寄与することを目的とする．

【医療の基本理念】

第一条の二　医療は，生命の尊重と個人の尊厳の保持を旨とし，医師，歯科医師，薬剤師，看護師その他の医療の担い手と医療を受ける者との信頼関係に基づき，及び医療を受ける者の心身の状況に応じて行われるとともに，その内容は，単に治療のみならず，疾病の予防のための措置及びリハビリテーションを含む良質かつ適切なものでなければならない．

2　医療は，国民自らの健康の保持増進のための努力を基礎として，医療を受ける者の意向を十分に尊重し，病院，診療所，

介護老人保健施設，介護医療院，調剤を実施する薬局その他の医療を提供する施設（以下「医療提供施設」という.），医療を受ける者の居宅等（居宅その他厚生労働省令で定める場所をいう．以下同じ.）において，医療提供施設の機能に応じ効率的に，かつ，福祉サービスその他の関連するサービスとの有機的な連携を図りつつ提供されなければならない.

第一条の三　国及び地方公共団体は，前条に規定する理念に基づき，国民に対し良質かつ適切な医療を効率的に提供する体制が確保されるよう努めなければならない.

第一条の四　医師，歯科医師，薬剤師，看護師その他の医療の担い手は，第一条の二に規定する理念に基づき，医療を受ける者に対し，良質かつ適切な医療を行うよう努めなければならない.

2　医師，歯科医師，薬剤師，看護師その他の医療の担い手は，医療を提供するに当たり，適切な説明を行い，医療を受ける者の理解を得るよう努めなければならない.

3　医療提供施設において診療に従事する医師及び歯科医師は，医療提供施設相互間の機能の分担及び業務の連携に資するため，必要に応じ，医療を受ける者を他の医療提供施設に紹介し，その診療に必要な限度において医療を受ける者の診療又は調剤に関する情報を他の医療提供施設において診療又は調剤に従事する医師若しくは歯科医師又は薬剤師に提供し，及びその他必要な措置を講ずるよう努めなければならない.

4　病院又は診療所の管理者は，当該病院又は診療所を退院する患者が引き続き療養を必要とする場合には，保健医療サービス又は福祉サービスを提供する者との連携を図り，当該患者が適切な環境の下で療養を継続することができるよう配慮しなければならない.

5　医療提供施設の開設者及び管理者は，医療技術の普及及び医療の効率的な提供に資するため，当該医療提供施設の建物又は設備を，当該医療提供施設に勤務しない医師，歯科医師，薬剤師，看護師その他の医療の担い手の診療，研究又は研修のために利用させるよう配慮しなければならない.

【病院・診療所の定義】

第一条の五　この法律において，「病院」とは，医師又は歯科医師が，公衆又は特定多数人のため医業又は歯科医業を行う場所であつて，二十人以上の患者を入院させるための施設を有するものをいう．病院は，傷病者が，科学的でかつ適正な診療を受けることができる便宜を与えることを主たる目的として組織され，かつ，運営されるものでなければならない.

2　この法律において，「診療所」とは，医師又は歯科医師が，公衆又は特定多数人のため医業又は歯科医業を行う場所であつて，患者を入院させるための施設を有しないもの又は十九人以下の患者を入院させるための施設を有するものをいう.

【介護老人保健施設の定義】

第一条の六　この法律において，「介護老人保健施設」とは，介護保険法（平成九年法律第百二十三号）の規定による介護老人保健施設をいう.

2　この法律において，「介護医療院」とは，介護保険法の規定による介護医療院をいう.

【助産所の定義】

第二条　この法律において，「助産所」とは，助産師が公衆又は特定多数人のためその業務（病院又は診療所において行うものを除く.）を行う場所をいう.

2　助産所は，妊婦，産婦又はじよく婦十人以上の入所施設を有してはならない.

【名称の使用制限】

第三条　疾病の治療（助産を含む.）をなす場所であつて，病院又は診療所でないものは，これに病院，病院分院，産院，療養所，診療所，診察所，医院その他病院又は診療所に紛らわしい名称を附けてはならない.

2　診療所は，これに病院，病院分院，産院その他病院に紛らわしい名称を附けてはならない.

3　助産所でないものは，これに助産所その他助産師がその業務を行う場所に紛らわしい名称を付けてはならない.

【地域医療支援病院】

第四条　国，都道府県，市町村，第四十二条の二第一項に規定する社会医療法人その他厚生労働大臣の定める者の開設する病院であつて，地域における医療の確保のために必要な支援に関する次に掲げる要件に該当するものは，その所在地の都道府県知事の承認を得て地域医療支援病院と称することができる.

一　他の病院又は診療所から紹介された患者に対し医療を提供し，かつ，当該病院の建物の全部若しくは一部，設備，器械又は器具を，当該病院に勤務しない医師，歯科医師，薬剤師，看護師その他の医療従事者（以下単に「医療従事者」という.）の診療，研究又は研修のために利用させるための体制が整備されていること.

二　救急医療を提供する能力を有すること.

三　地域の医療従事者の資質の向上を図るための研修を行わせる能力を有すること.

四　厚生労働省令で定める数以上の患者を入院させるための施設を有すること.

五　第二十一条第一項第二号から第八号まで及び第十号から第十二号まで並びに第二十二条第一号及び第四号から第九号までに規定する施設を有すること.

六　その施設の構造設備が第二十一条第一項及び第二十二条の規定に基づく厚生労働省令並びに同項の規定に基づく都道府県の条例で定める要件に適合するものであること.

2　都道府県知事は，前項の承認をするに当たつては，あらかじめ，都道府県医療審議会の意見を聴かなければならない.

3　地域医療支援病院でないものは，これに地域医療支援病院又はこれに紛らわしい名称を付けてはならない.

第二章　医療に関する選択の支援等

第六条の二　国及び地方公共団体は，医療を受ける者が病院，診療所又は助産所の選択に関して必要な情報を容易に得られるように，必要な措置を講ずるよう努めなければならない.

2　医療提供施設の開設者及び管理者は，医療を受ける者が保健医療サービスの選択を適切に行うことができるように，当該医療提供施設の提供する医療について，正確かつ適切な情報を提供するとともに，患者又はその家族からの相談に適切に応ずるよう努めなければならない.

3　国民は，良質かつ適切な医療の効率的な提供に資するよう，医療提供施設相互間の機能の分担及び業務の連携の重要性についての理解を深め，医療提供施設の機能に応じ，医療に関する選択を適切に行い，医療を適切に受けるよう努めなければならない.

第六条の五　何人も，医業若しくは歯科医業又は病院若しくは診療所に関して，文書その他いかなる方法によるを問わず，広告その他の医療を受ける者を誘引するための手段としての表示（以下この節において単に「広告」という．）をする場合には，虚偽の広告をしてはならない．

2　前項に規定する場合には，医療を受ける者による医療に関する適切な選択を阻害することがないよう，広告の内容及び方法が，次に掲げる基準に適合するものでなければならない．

一　他の病院又は診療所と比較して優良である旨の広告をしないこと．

二　誇大な広告をしないこと．

三　公の秩序又は善良の風俗に反する内容の広告をしないこと．

四　その他医療に関する適切な選択に関し必要な基準として厚生労働省令で定める基準

3　第一項に規定する場合において，次に掲げる事項以外の広告がされても医療を受ける者による医療に関する適切な選択が阻害されるおそれが少ない場合として厚生労働省令で定める場合を除いては，次に掲げる事項以外の広告をしてはならない．

一　医師又は歯科医師である旨

二　診療科名

三　当該病院又は診療所の名称，電話番号及び所在の場所を表示する事項並びに当該病院又は診療所の管理者の氏名

四　診療日若しくは診療時間又は予約による診療の実施の有無

五　法令の規定に基づき一定の医療を担うものとして指定を受けた病院若しくは診療所又は医師若しくは歯科医師である場合には，その旨

六　第五条の二第一項の認定を受けた医師である場合には，その旨

七　地域医療連携推進法人（第七十条の五第一項に規定する地域医療連携推進法人をいう．第三十条の四第十二項において同じ．）の参加病院等（第七十条の二第二項第二号に規定する参加病院等をいう．）である場合には，その旨

八　入院設備の有無，第七条第二項に規定する病床の種別ごとの数，医師，歯科医師，薬剤師，看護師その他の従業者の員数その他の当該病院又は診療所における施設，設備又は従業者に関する事項

九　当該病院又は診療所において診療に従事する医療従事者の氏名，年齢，性別，役職，略歴その他の当該医療従事者に関する事項であつて医療を受ける者による医療に関する適切な選択に資するものとして厚生労働大臣が定めるもの

十　患者又はその家族からの医療に関する相談に応ずるための措置，医療の安全を確保するための措置，個人情報の適正な取扱いを確保するための措置その他の当該病院又は診療所の管理又は運営に関する事項

十一　紹介をすることができる他の病院若しくは診療所又はその他の保健医療サービス若しくは福祉サービスを提供する者の名称，これらの者と当該病院又は診療所との間における施設，設備又は器具の共同利用の状況その他の当該病院又は診療所と保健医療サービス又は福祉サービスを提供する者との連携に関する事項

十二　診療録その他の診療に関する諸記録に係る情報の提供，第六条の四第三項に規定する書面の交付その他の当該病院又は診療所における医療に関する情報の提供に関する事項

十三　当該病院又は診療所において提供される医療の内容に関する事項（検査，手術その他の治療の方法については，医療を受ける者による医療に関する適切な選択に資するものとして厚生労働大臣が定めるものに限る．）

十四　当該病院又は診療所における患者の平均的な入院日数，平均的な外来患者又は入院患者の数その他の医療の提供の結果に関する事項であつて医療を受ける者による医療に関する適切な選択に資するものとして厚生労働大臣が定めるもの

十五　その他前各号に掲げる事項に準ずるものとして厚生労働大臣が定める事項

4　厚生労働大臣は，第二項第四号若しくは前項の厚生労働省令の制定若しくは改廃の立案又は同項第八号若しくは第十二号から第十四号までに掲げる事項の案の作成をしようとするときは，医療に関する専門的科学的知見に基づいて立案又は作成をするため，診療に関する学識経験者の団体の意見を聴かなければならない．

第三章　医療の安全の確保

第六条の九　国並びに都道府県，保健所を設置する市及び特別区は，医療の安全に関する情報の提供，研修の実施，意識の啓発その他の医療の安全の確保に関し必要な措置を講ずるよう努めなければならない．

第六条の十　病院，診療所又は助産所（以下この章において「病院等」という．）の管理者は，医療事故（当該病院等に勤務する医療従事者が提供した医療に起因し，又は起因すると疑われる死亡又は死産であつて，当該管理者が当該死亡又は死産を予期しなかつたものとして厚生労働省令で定めるものをいう．以下この章において同じ．）が発生した場合には，厚生労働省令で定めるところにより，遅滞なく，当該医療事故の日時，場所及び状況その他厚生労働省令で定める事項を第六条の十五第一項の医療事故調査・支援センターに報告しなければならない．

2　病院等の管理者は，前項の規定による報告をするに当たつては，あらかじめ，医療事故に係る死亡した者の遺族又は医療事故に係る死産した胎児の父母その他厚生労働省令で定める者（以下この章において単に「遺族」という．）に対し，厚生労働省令で定める事項を説明しなければならない．ただし，遺族がないとき，又は遺族の所在が不明であるときは，この限りでない．

第四章　病院，診療所及び助産所

【診療所等開設の届出】

第八条　臨床研修等修了医師，臨床研修等修了歯科医師又は助産師が診療所又は助産所を開設したときは，開設後十日以内に，診療所又は助産所の所在地の都道府県知事に届け出なければならない．

【病院等の管理者】

第十条　病院（第三項の厚生労働省令で定める病院を除く．次項において同じ．）又は診療所の開設者は，その病院又は診療所が医業をなすものである場合は臨床研修等修了医師に，歯科医業をなすものである場合は臨床研修等修了歯科医師に，これを管理させなければならない．

2　病院又は診療所の開設者は，その病院又は診療所が，医業及び歯科医業を併せ行うものである場合は，それが主として医業を行うものであるときは臨床研修等修了医師に，主とし

て歯科医業を行うものであるときは臨床研修等修了歯科医師に，これを管理させなければならない.

3　医師の確保を特に図るべき区域における医療の確保のために必要な支援を行う病院その他の厚生労働省令で定める病院の開設者は，その病院が医業をなすものである場合又は医業及び歯科医業を併せ行うものであつて主として医業を行うものである場合は，臨床研修等修了医師であつて第五条の二第一項の認定を受けたものに，これを管理させなければならない．ただし，地域における医療の提供に影響を与える場合その他の厚生労働省令で定める場合は，臨床研修等修了医師であつて当該認定を受けていないものに，これを管理させることができる.

【助産所の管理者】

第十一条　助産所の開設者は，助産師に，これを管理させなければならない.

【診療所における診療体制の確保等】

第十三条　患者を入院させるための施設を有する診療所の管理者は，入院患者の病状が急変した場合においても適切な治療を提供することができるよう，当該診療所の医師が速やかに診療を行う体制を確保するよう努めるとともに，他の病院又は診療所との緊密な連携を確保しておかなければならない.

【管理者の掲示義務事項】

第十四条の二　病院又は診療所の管理者は，厚生労働省令の定めるところにより，当該病院又は診療所に関し次に掲げる事項を当該病院又は診療所内に見やすいよう掲示しなければならない.

一　管理者の氏名

二　診療に従事する医師又は歯科医師の氏名

三　医師又は歯科医師の診療日及び診療時間

四　前三号に掲げるもののほか，厚生労働省令で定める事項

（略）

【管理者の監督義務】

第十五条　病院又は診療所の管理者は，この法律に定める管理者の責務を果たせるよう，当該病院又は診療所に勤務する医師，歯科医師，薬剤師その他の従業者を監督し，その他当該病院又は診療所の管理及び運営につき，必要な注意をしなければならない.

（略）

【病院等の専属薬剤師】

第十八条　病院又は診療所にあつては，その開設者は，厚生労働省令で定める基準に従い都道府県（診療所にあつては，その所在地が保健所を設置する市又は特別区の区域にある場合においては，当該保健所を設置する市又は特別区）の条例の定めるところにより，専属の薬剤師を置かなければならない．ただし，病院又は診療所所在地の都道府県知事の許可を受けた場合は，この限りでない.

【病院等の構造設備の基準】

第二十条　病院，診療所又は助産所は，清潔を保持するものとし，その構造設備は，衛生上，防火上及び保安上安全と認められるようなものでなければならない.

【病院の法定人員及び施設等の委任】

第二十一条　病院は，厚生労働省令（第一号に掲げる従業者（医師及び歯科医師を除く.）及び第十二号に掲げる施設にあつては，都道府県の条例）の定めるところにより，次に掲げる人員及び施設を有し，かつ，記録を備えて置かなければならない.

一　当該病院の有する病床の種別に応じ，厚生労働省令で定める員数の医師及び歯科医師のほか，都道府県の条例で定める員数の看護師その他の従業者

二　各科専門の診察室

三　手術室

四　処置室

五　臨床検査施設

六　エックス線装置

七　調剤所

八　給食施設

九　診療に関する諸記録

十　診療科名中に産婦人科又は産科を有する病院にあつては，分べん室及び新生児の入浴施設

十一　療養病床を有する病院にあつては，機能訓練室

十二　その他都道府県の条例で定める施設

2　療養病床を有する診療所は，厚生労働省令（第一号に掲げる従業者（医師及び歯科医師を除く.）及び第三号に掲げる施設にあつては，都道府県の条例）の定めるところにより，次に掲げる人員及び施設を有しなければならない.

一　厚生労働省令で定める員数の医師及び歯科医師のほか，都道府県の条例で定める員数の看護師及び看護の補助その他の業務の従業者

二　機能訓練室

三　その他都道府県の条例で定める施設

3　都道府県が前二項の条例を定めるに当たつては，病院及び療養病床を有する診療所の従業者及びその員数（厚生労働省令で定めるものに限る.）については厚生労働省令で定める基準に従い定めるものとし，その他の事項については厚生労働省令で定める基準を参酌するものとする.

【地域医療支援病院の法定施設等】

第二十二条　地域医療支援病院は，前条第一項（第九号を除く.）に定めるもののほか，厚生労働省令の定めるところにより，次に掲げる施設を有し，かつ，記録を備えて置かなければならない.

一　集中治療室

二　診療に関する諸記録

三　病院の管理及び運営に関する諸記録

四　化学，細菌及び病理の検査施設

五　病理解剖室

六　研究室

七　講義室

八　図書室

九　その他厚生労働省令で定める施設

第二十二条の二　特定機能病院は，第二十一条第一項（第一号及び第九号を除く.）に定めるもののほか，厚生労働省令の定めるところにより，次に掲げる人員及び施設を有し，かつ，記録を備えて置かなければならない.

一　厚生労働省令で定める員数の医師，歯科医師，薬剤師，看護師その他の従業者

二　集中治療室

三　診療に関する諸記録
四　病院の管理及び運営に関する諸記録
五　前条第四号から第八号までに掲げる施設
六　その他厚生労働省令で定める施設

第二十二条の三　臨床研究中核病院は，第二十一条第一項（第一号及び第九号を除く.）に定めるもののほか，厚生労働省令の定めるところにより，次に掲げる人員及び施設を有し，かつ，記録を備えて置かなければならない.
一　厚生労働省令で定める員数の臨床研究に携わる医師，歯科医師，薬剤師，看護師その他の従業者
二　集中治療室
三　診療及び臨床研究に関する諸記録
四　病院の管理及び運営に関する諸記録
五　第二十二条第四号から第八号までに掲げる施設
六　その他厚生労働省令で定める施設

第五章　医療提供体制の確保

第三十条の三　厚生労働大臣は，地域における医療及び介護の総合的な確保の促進に関する法律（平成元年法律第六十四号）第三条第一項に規定する総合確保方針に即して，良質かつ適切な医療を効率的に提供する体制（以下「医療提供体制」という.）の確保を図るための基本的な方針（以下「基本方針」という.）を定めるものとする.
2　基本方針においては，次に掲げる事項について定めるものとする.
一　医療提供体制の確保のため講じようとする施策の基本となるべき事項
二　医療提供体制の確保に関する調査及び研究に関する基本的な事項
三　医療提供体制の確保に係る目標に関する事項
四　医療提供施設相互間の機能の分担及び業務の連携並びに医療を受ける者に対する医療提供施設の機能に関する情報の提供の推進に関する基本的な事項
五　第三十条の四第二項第七号に規定する地域医療構想に関する基本的な事項
六　地域における病床の機能（病院又は診療所の病床において提供する患者の病状に応じた医療の内容をいう．以下同じ.）の分化及び連携並びに医療を受ける者に対する病床の機能に関する情報の提供の推進に関する基本的な事項
七　外来医療に係る医療提供体制の確保に関する基本的な事項
八　医師の確保に関する基本的な事項
九　医療従事者（医師を除く.）の確保に関する基本的な事項
十　第三十条の四第一項に規定する医療計画の作成及び医療計画に基づく事業の実施状況の評価に関する基本的な事項
十一　その他医療提供体制の確保に関する重要事項
3　厚生労働大臣は，基本方針を定め，又はこれを変更したときは，遅滞なく，これを公表するものとする.

【医療計画】

第三十条の四　都道府県は，基本方針に即して，かつ，地域の実情に応じて，当該都道府県における医療提供体制の確保を図るための計画（以下「医療計画」という.）を定めるものとする.

（略）

【公的医療機関の定義】

第三十一条　公的医療機関（都道府県，市町村その他厚生労働大臣の定める者の開設する病院又は診療所をいう．以下この節において同じ.）は，協議が調つた事項その他当該都道府県において必要とされる医療の確保に関する事項の実施に協力するとともに，第三十条の二十四の規定により協力を要請されたときは，当該要請に応じ，医師の確保に関し協力しなければならない.

【医療法人】

第三十九条　病院，医師若しくは歯科医師が常時勤務する診療所，介護老人保健施設又は介護医療院を開設しようとする社団又は財団は，この法律の規定により，これを法人とすることができる.
2　前項の規定による法人は，医療法人と称する.

【名称の使用制限】

第四十条　医療法人でない者は，その名称中に，医療法人という文字を用いてはならない.

Ⅴ地域保健法（抄）

（昭和二十二年　法律第百一号）

第一章　総則

【目的】

第一条　この法律は，地域保健対策の推進に関する基本指針，保健所の設置その他地域保健対策の推進に関し基本となる事項を定めることにより，母子保健法（昭和四十年法律第百四十一号）その他の地域保健対策に関する法律による対策が地域において総合的に推進されることを確保し，もつて地域住民の健康の保持及び増進に寄与することを目的とする.

【基本理念】

第二条　地域住民の健康の保持及び増進を目的として国及び地方公共団体が講ずる施策は，我が国における急速な高齢化の進展，保健医療を取り巻く環境の変化等に即応し，地域における公衆衛生の向上及び増進を図るとともに，地域住民の多様化し，かつ，高度化する保健，衛生，生活環境等に関する需要に適確に対応することができるように，地域の特性及び社会福祉等の関連施策との有機的な連携に配慮しつつ，総合的に推進されることを基本理念とする.

【責務】

第三条　市町村（特別区を含む．以下同じ.）は，当該市町村が行う地域保健対策が円滑に実施できるように，必要な施設の整備，人材の確保及び資質の向上等に努めなければならない.
②　都道府県は，当該都道府県が行う地域保健対策が円滑に実施できるように，必要な施設の整備，人材の確保及び資質の向上，調査及び研究等に努めるとともに，市町村に対し，前項の責務が十分に果たされるように，その求めに応じ，必要な技術的援助を与えることに努めなければならない.
③　国は，地域保健に関する情報の収集，整理及び活用並びに調査及び研究並びに地域保健対策に係る人材の養成及び資質

の向上に努めるとともに，市町村及び都道府県に対し，前二項の責務が十分に果たされるように必要な技術的及び財政的援助を与えることに努めなければならない．

第二章　地域保健対策の推進に関する基本指針

【基本指針】

第四条　厚生労働大臣は，地域保健対策の円滑な実施及び総合的な推進を図るため，地域保健対策の推進に関する基本的な指針（以下「基本指針」という．）を定めなければならない．

② 基本指針は，次に掲げる事項について定めるものとする．

一　地域保健対策の推進の基本的な方向

二　保健所及び市町村保健センターの整備及び運営に関する基本的事項

三　地域保健対策に係る人材の確保及び資質の向上並びに第二十一条第一項の人材確保支援計画の策定に関する基本的事項

四　地域保健に関する調査及び研究に関する基本的事項

五　社会福祉等の関連施策との連携に関する基本的事項

六　その他地域保健対策の推進に関する重要事項

③ 厚生労働大臣は，基本指針を定め，又はこれを変更したときは，遅滞なく，これを公表しなければならない．

第三章　保健所

【設置】

第五条　保健所は，都道府県，地方自治法（昭和二十二年法律第六十七号）第二百五十二条の十九第一項の指定都市，同法第二百五十二条の二十二第一項の中核市その他の政令で定める市又は特別区が，これを設置する．

② 都道府県は，前項の規定により保健所を設置する場合においては，保健医療に係る施策と社会福祉に係る施策との有機的な連携を図るため，医療法（昭和二十三年法律第二百五号）第三十条の四第二項第十四号に規定する区域及び介護保険法（平成九年法律第百二十三号）第百十八条第二項第一号に規定する区域を参酌して，保健所の所管区域を設定しなければならない．

【事業】

第六条　保健所は，次に掲げる事項につき，企画，調整，指導及びこれらに必要な事業を行う．

一　地域保健に関する思想の普及及び向上に関する事項

二　人口動態統計その他地域保健に係る統計に関する事項

三　栄養の改善及び食品衛生に関する事項

四　住宅，水道，下水道，廃棄物の処理，清掃その他の環境の衛生に関する事項

五　医事及び薬事に関する事項

六　保健師に関する事項

七　公共医療事業の向上及び増進に関する事項

八　母性及び乳幼児並びに老人の保健に関する事項

九　歯科保健に関する事項

十　精神保健に関する事項

十一　治療方法が確立していない疾病その他の特殊の疾病により長期に療養を必要とする者の保健に関する事項

十二　エイズ，結核，性病，伝染病その他の疾病の予防に関する事項

十三　衛生上の試験及び検査に関する事項

十四　その他地域住民の健康の保持及び増進に関する事項

第七条　保健所は，前条に定めるもののほか，地域住民の健康の保持及び増進を図るため必要があるときは，次に掲げる事業を行うことができる．

一　所管区域に係る地域保健に関する情報を収集し，整理し，及び活用すること．

二　所管区域に係る地域保健に関する調査及び研究を行うこと．

三　歯科疾患その他厚生労働大臣の指定する疾病の治療を行うこと．

四　試験及び検査を行い，並びに医師，歯科医師，薬剤師その他の者に試験及び検査に関する施設を利用させること．

【援助】

第八条　都道府県の設置する保健所は，前二条に定めるもののほか，所管区域内の市町村の地域保健対策の実施に関し，市町村相互間の連絡調整を行い，及び市町村の求めに応じ，技術的助言，市町村職員の研修その他必要な援助を行うことができる．

【職権委任】

第九条　第五条第一項に規定する地方公共団体の長は，その職権に属する第六条各号に掲げる事項に関する事務を保健所長に委任することができる．

【所長その他の職員】

第十条　保健所に，政令の定めるところにより，所長その他所要の職員を置く．

【運営協議会】

第十一条　第五条第一項に規定する地方公共団体は，保健所の所管区域内の地域保健及び保健所の運営に関する事項を審議させるため，当該地方公共団体の条例で定めるところにより，保健所に，運営協議会を置くことができる．

【支所】

第十二条　第五条第一項に規定する地方公共団体は，保健所の事業の執行の便を図るため，その支所を設けることができる．

【名称の独占】

第十三条　この法律による保健所でなければ，その名称中に，保健所たることを示すような文字を用いてはならない．

【無料の原則】

第十四条　保健所の施設の利用又は保健所で行う業務については，政令で定める場合を除いては，使用料，手数料又は治療料を徴収してはならない．

第四章　市町村保健センター

【市町村保健センター】

第十八条　市町村は，市町村保健センターを設置することができる．

② 市町村保健センターは，住民に対し，健康相談，保健指導及び健康診査その他地域保健に関し必要な事業を行うことを目的とする施設とする．

【国の補助】

第十九条　国は，予算の範囲内において，市町村に対し，市町村保健センターの設置に要する費用の一部を補助することが

できる．

【国の配慮】

第二十条　国は，次条第一項の町村が市町村保健センターを整備しようとするときは，その整備が円滑に実施されるように適切な配慮をするものとする．

第五章　地域保健対策に係る人材確保の支援に関する計画

【人材確保支援計画】

第二十一条　都道府県は，当分の間，基本指針に即して，政令で定めるところにより，地域保健対策の実施に当たり特にその人材の確保又は資質の向上を支援する必要がある町村について，町村の申出に基づき，地域保健対策を円滑に実施するための人材の確保又は資質の向上の支援に関する計画（以下「人材確保支援計画」という．）を定めることができる．

② 人材確保支援計画は，次に掲げる事項について定めるものとする．

一　人材確保支援計画の対象となる町村（以下「特定町村」という．）

二　都道府県が実施する特定町村の地域保健対策を円滑に実施するための人材の確保又は資質の向上に資する事業の内容に関する事項

③ 前項各号に掲げる事項のほか，人材確保支援計画を定める場合には，特定町村の地域保健対策を円滑に実施するための人材の確保又は資質の向上の基本的方針に関する事項について定めるよう努めるものとする．

④ 都道府県は，人材確保支援計画を定め，又はこれを変更しようとするときは，あらかじめ，特定町村の意見を聴かなければならない．

⑤ 都道府県は，人材確保支援計画を定め，又はこれを変更したときは，遅滞なく，厚生労働大臣にこれを通知しなければならない．

Ⅵ地域保健法施行令（抜粋）

（昭和二十三年　政令第七十七号）

（保健所を設置する市）

第一条　地域保健法（以下「法」という．）第五条第一項の政令で定める市は，次のとおりとする．

一　地方自治法（昭和二十二年法律第六十七号）第二百五十二条の十九第一項の指定都市

二　地方自治法第二百五十二条の二十二第一項の中核市

三　小樽市，町田市，藤沢市，茅ヶ崎市及び四日市市

（所長）

第四条　保健所の所長は，医師であつて，次の各号のいずれかに該当する法第五条第一項に規定する地方公共団体の長の補助機関である職員でなければならない．

一　三年以上公衆衛生の実務に従事した経験がある者

二　厚生労働省組織令（平成十二年政令第二百五十二号）第百三十五条に規定する国立保健医療科学院の行う養成訓練の課程（以下「養成訓練課程」という．）を経た者

三　厚生労働大臣が，前二号に掲げる者と同等以上の技術又は経験を有すると認めた者

2　前項の規定にかかわらず，法第五条第一項に規定する地方公共団体の長が医師をもつて保健所の所長に充てることが著しく困難であると認めるときは，二年以内の期間を限り，次の各号のいずれにも該当する医師でない同項に規定する地方公共団体の長の補助機関である職員をもつて保健所の所長に充てることができる．

一　厚生労働大臣が，公衆衛生行政に必要な医学に関する専門的知識に関し医師と同等以上の知識を有すると認めた者

二　五年以上公衆衛生の実務に従事した経験がある者

三　養成訓練課程を経た者

3　前項の場合において，やむを得ない理由があるときは，一回に限り，当該期間を延長することができる．ただし，二年を超えることはできない．

（職員）

第五条　保健所には，医師，歯科医師，薬剤師，獣医師，保健師，助産師，看護師，診療放射線技師，臨床検査技師，管理栄養士，栄養士，歯科衛生士，統計技術者その他保健所の業務を行うために必要な者のうち，当該保健所を設置する法第五条第一項に規定する地方公共団体の長が必要と認める職員を置くものとする．

2　前条第二項の規定により医師でない法第五条第一項に規定する地方公共団体の長の補助機関である職員をもつて保健所の所長に充てる場合（前条第三項の規定により当該期間を延長する場合を含む．）においては，当該保健所に医師を置かなければならない．

Ⅶ介護保険法（抄）

（平成九年法律　第百二十三号）

第一章　総則

（目的）

第一条　この法律は，加齢に伴って生ずる心身の変化に起因する疾病等により要介護状態となり，入浴，排せつ，食事等の介護，機能訓練並びに看護及び療養上の管理その他の医療を要する者等について，これらの者が尊厳を保持し，その有する能力に応じ自立した日常生活を営むことができるよう，必要な保健医療サービス及び福祉サービスに係る給付を行うため，国民の共同連帯の理念に基づき介護保険制度を設け，その行う保険給付等に関して必要な事項を定め，もって国民の保健医療の向上及び福祉の増進を図ることを目的とする．

（介護保険）

第二条　介護保険は，被保険者の要介護状態又は要支援状態（以下「要介護状態等」という．）に関し，必要な保険給付を行うものとする．

2　前項の保険給付は，要介護状態等の軽減又は悪化の防止に資するよう行われるとともに，医療との連携に十分配慮して行われなければならない．

3　第一項の保険給付は，被保険者の心身の状況，その置かれている環境等に応じて，被保険者の選択に基づき，適切な保健医療サービス及び福祉サービスが，多様な事業者又は施設から，総合的かつ効率的に提供されるよう配慮して行われなければならない．

4　第一項の保険給付の内容及び水準は，被保険者が要介護状態となった場合においても，可能な限り，その居宅において，その有する能力に応じ自立した日常生活を営むことができる

ように配慮されなければならない．

（保険者）

第三条　市町村及び特別区は，この法律の定めるところにより，介護保険を行うものとする．

2　市町村及び特別区は，介護保険に関する収入及び支出について，政令で定めるところにより，特別会計を設けなければならない．

（国民の努力及び義務）

第四条　国民は，自ら要介護状態となることを予防するため，加齢に伴って生ずる心身の変化を自覚して常に健康の保持増進に努めるとともに，要介護状態となった場合においても，進んでリハビリテーションその他の適切な保健医療サービス及び福祉サービスを利用することにより，その有する能力の維持向上に努めるものとする．

2　国民は，共同連帯の理念に基づき，介護保険事業に要する費用を公平に負担するものとする．

（国及び地方公共団体の責務）

第五条　国は，介護保険事業の運営が健全かつ円滑に行われるよう保健医療サービス及び福祉サービスを提供する体制の確保に関する施策その他の必要な各般の措置を講じなければならない．

2　都道府県は，介護保険事業の運営が健全かつ円滑に行われるように，必要な助言及び適切な援助をしなければならない．

3　国及び地方公共団体は，被保険者が，可能な限り，住み慣れた地域でその有する能力に応じ自立した日常生活を営むことができるよう，保険給付に係る保健医療サービス及び福祉サービスに関する施策，要介護状態等となることの予防又は要介護状態等の軽減若しくは悪化の防止のための施策並びに地域における自立した日常生活の支援のための施策を，医療及び居住に関する施策との有機的な連携を図りつつ包括的に推進するよう努めなければならない．

4　国及び地方公共団体は，前項の規定により同項に掲げる施策を包括的に推進するに当たっては，障害者その他の者の福祉に関する施策との有機的な連携を図るよう努めるとともに，地域住民が相互に人格と個性を尊重し合いながら，参加し，共生する地域社会の実現に資するよう努めなければならない．

（医療保険者の協力）

第六条　医療保険者は，介護保険事業が健全かつ円滑に行われるよう協力しなければならない．

（定義）

第七条　この法律において「要介護状態」とは，身体上又は精神上の障害があるために，入浴，排せつ，食事等の日常生活における基本的な動作の全部又は一部について，厚生労働省令で定める期間にわたり継続して，常時介護を要すると見込まれる状態であって，その介護の必要の程度に応じて厚生労働省令で定める区分（以下「要介護状態区分」という．）のいずれかに該当するもの（要支援状態に該当するものを除く．）をいう．

2　この法律において「要支援状態」とは，身体上若しくは精神上の障害があるために入浴，排せつ，食事等の日常生活における基本的な動作の全部若しくは一部について厚生労働省令で定める期間にわたり継続して常時介護を要する状態の軽減若しくは悪化の防止に特に資する支援を要すると見込まれ，又は身体上若しくは精神上の障害があるために厚生労働省令で定める期間にわたり継続して日常生活を営むのに支障があると見込まれる状態であって，支援の必要の程度に応じて厚生労働省令で定める区分（以下「要支援状態区分」という．）のいずれかに該当するものをいう．

3　この法律において「要介護者」とは，次の各号のいずれかに該当する者をいう．

一　要介護状態にある六十五歳以上の者

二　要介護状態にある四十歳以上六十五歳未満の者であって，その要介護状態の原因である身体上又は精神上の障害が加齢に伴って生ずる心身の変化に起因する疾病であって政令で定めるもの（以下「特定疾病」という．）によって生じたものであるもの

4　この法律において「要支援者」とは，次の各号のいずれかに該当する者をいう．

一　要支援状態にある六十五歳以上の者

二　要支援状態にある四十歳以上六十五歳未満の者であって，その要支援状態の原因である身体上又は精神上の障害が特定疾病によって生じたものであるもの

5　この法律において「介護支援専門員」とは，要介護者又は要支援者（以下「要介護者等」という．）からの相談に応じ，及び要介護者等がその心身の状況等に応じ適切な居宅サービス，地域密着型サービス，施設サービス，介護予防サービス若しくは地域密着型介護予防サービス又は特定介護予防・日常生活支援総合事業（第百十五条の四十五第一項第一号イに規定する第一号訪問事業，同号ロに規定する第一号通所事業又は同号ハに規定する第一号生活支援事業をいう．以下同じ．）を利用できるよう市町村，居宅サービス事業を行う者，地域密着型サービス事業を行う者，介護保険施設，介護予防サービス事業を行う者，地域密着型介護予防サービス事業を行う者，特定介護予防・日常生活支援総合事業を行う者等との連絡調整等を行う者であって，要介護者等が自立した日常生活を営むのに必要な援助に関する専門的知識及び技術を有するものとして第六十九条の七第一項の介護支援専門員証の交付を受けたものをいう．

6　この法律において「医療保険各法」とは，次に掲げる法律をいう．

一　健康保険法（大正十一年法律第七十号）

二　船員保険法（昭和十四年法律第七十三号）

三　国民健康保険法（昭和三十三年法律第百九十二号）

四　国家公務員共済組合法（昭和三十三年法律第百二十八号）

五　地方公務員等共済組合法（昭和三十七年法律第百五十二号）

六　私立学校教職員共済法（昭和二十八年法律第二百四十五号）

7　この法律において「医療保険者」とは，医療保険各法の規定により医療に関する給付を行う全国健康保険協会，健康保険組合，都道府県及び市町村（特別区を含む．），国民健康保険組合，共済組合又は日本私立学校振興・共済事業団をいう．

8　この法律において「医療保険加入者」とは，次に掲げる者をいう．

一　健康保険法の規定による被保険者．ただし，同法第三条第二項の規定による日雇特例被保険者を除く．

二　船員保険法の規定による被保険者

三　国民健康保険法の規定による被保険者

四　国家公務員共済組合法又は地方公務員等共済組合法に基づく共済組合の組合員

五　私立学校教職員共済法の規定による私立学校教職員共済制度の加入者

六　健康保険法，船員保険法，国家公務員共済組合法（他の法律において準用する場合を含む．）又は地方公務員等共済組合法の規定による被扶養者．ただし，健康保険法第三条第二項の規定による日雇特例被保険者の同法の規定による被扶養者を除く．

七　健康保険法第百二十六条の規定により日雇特例被保険者手帳の交付を受け，その手帳に健康保険印紙をはり付けるべき余白がなくなるに至るまでの間にある者及び同法の規定によるその者の被扶養者．ただし，同法第三条第二項ただし書の規定による承認を受けて同項の規定による日雇特例被保険者とならない期間内にある者及び同法第百二十六条第三項の規定により当該日雇特例被保険者手帳を返納した者並びに同法の規定によるその者の被扶養者を除く．

9　この法律において「社会保険各法」とは，次に掲げる法律をいう．

一　この法律

二　第六項各号（第四号を除く．）に掲げる法律

三　厚生年金保険法（昭和二十九年法律第百十五号）

四　国民年金法（昭和三十四年法律第百四十一号）

第八条　この法律において「居宅サービス」とは，訪問介護，訪問入浴介護，訪問看護，訪問リハビリテーション，居宅療養管理指導，通所介護，通所リハビリテーション，短期入所生活介護，短期入所療養介護，特定施設入居者生活介護，福祉用具貸与及び特定福祉用具販売をいい，「居宅サービス事業」とは，居宅サービスを行う事業をいう．

2　この法律において「訪問介護」とは，要介護者であって，居宅（老人福祉法（昭和三十八年法律第百三十三号）第二十条の六に規定する軽費老人ホーム，同法第二十九条第一項に規定する有料老人ホーム（以下「有料老人ホーム」という．）その他の厚生労働省令で定める施設における居室を含む．以下同じ．）において介護を受けるもの（以下「居宅要介護者」という．）について，その者の居宅において介護福祉士その他政令で定める者により行われる入浴，排せつ，食事等の介護その他の日常生活上の世話であって，厚生労働省令で定めるもの（定期巡回・随時対応型訪問介護看護（第十五項第二号に掲げるものに限る．）又は夜間対応型訪問介護に該当するものを除く．）をいう．

3　この法律において「訪問入浴介護」とは，居宅要介護者について，その者の居宅を訪問し，浴槽を提供して行われる入浴の介護をいう．

4　この法律において「訪問看護」とは，居宅要介護者（主治の医師がその治療の必要の程度につき厚生労働省令で定める基準に適合していると認めたものに限る．）について，その者の居宅において看護師その他厚生労働省令で定める者により行われる療養上の世話又は必要な診療の補助をいう．

5　この法律において「訪問リハビリテーション」とは，居宅要介護者（主治の医師がその治療の必要の程度につき厚生労働省令で定める基準に適合していると認めたものに限る．）について，その者の居宅において，その心身の機能の維持回復を図り，日常生活の自立を助けるために行われる理学療法，作業療法その他必要なリハビリテーションをいう．

6　この法律において「居宅療養管理指導」とは，居宅要介護者について，病院，診療所又は薬局（以下「病院等」という．）の医師，歯科医師，薬剤師その他厚生労働省令で定める者により行われる療養上の管理及び指導であって，厚生労働省令で定めるものをいう．

7　この法律において「通所介護」とは，居宅要介護者について，老人福祉法第五条の二第三項の厚生労働省令で定める施設又は同法第二十条の二の二に規定する老人デイサービスセンターに通わせ，当該施設において入浴，排せつ，食事等の介護その他の日常生活上の世話であって厚生労働省令で定めるもの及び機能訓練を行うこと（利用定員が厚生労働省令で定める数以上であるものに限り，認知症対応型通所介護に該当するものを除く．）をいう．

8　この法律において「通所リハビリテーション」とは，居宅要介護者（主治の医師がその治療の必要の程度につき厚生労働省令で定める基準に適合していると認めたものに限る．）について，介護老人保健施設，介護医療院，病院，診療所その他の厚生労働省令で定める施設に通わせ，当該施設において，その心身の機能の維持回復を図り，日常生活の自立を助けるために行われる理学療法，作業療法その他必要なリハビリテーションをいう．

9　この法律において「短期入所生活介護」とは，居宅要介護者について，老人福祉法第五条の二第四項の厚生労働省令で定める施設又は同法第二十条の三に規定する老人短期入所施設に短期間入所させ，当該施設において入浴，排せつ，食事等の介護その他の日常生活上の世話及び機能訓練を行うことをいう．

10　この法律において「短期入所療養介護」とは，居宅要介護者（その治療の必要の程度につき厚生労働省令で定めるものに限る．）について，介護老人保健施設，介護医療院その他の厚生労働省令で定める施設に短期間入所させ，当該施設において看護，医学的管理の下における介護及び機能訓練その他必要な医療並びに日常生活上の世話を行うことをいう．

11　この法律において「特定施設」とは，有料老人ホームその他厚生労働省令で定める施設であって，第二十一項に規定する地域密着型特定施設でないものをいい，「特定施設入居者生活介護」とは，特定施設に入居している要介護者について，当該特定施設が提供するサービスの内容，これを担当する者その他厚生労働省令で定める事項を定めた計画に基づき行われる入浴，排せつ，食事等の介護その他の日常生活上の世話であって厚生労働省令で定めるもの，機能訓練及び療養上の世話をいう．

12　この法律において「福祉用具貸与」とは，居宅要介護者について福祉用具（心身の機能が低下し日常生活を営むのに支障がある要介護者等の日常生活上の便宜を図るための用具及び要介護者等の機能訓練のための用具であって，要介護者等の日常生活の自立を助けるためのものをいう．次項並びに次条第十項及び第十一項において同じ．）のうち厚生労働大臣が定めるものの政令で定めるところにより行われる貸与をいう．

13　この法律において「特定福祉用具販売」とは，居宅要介護者について福祉用具のうち入浴又は排せつの用に供するものその他の厚生労働大臣が定めるもの（以下「特定福祉用具」という．）の政令で定めるところにより行われる販売をいう．

14　この法律において「地域密着型サービス」とは，定期巡回・随時対応型訪問介護看護，夜間対応型訪問介護，地域密着型通所介護，認知症対応型通所介護，小規模多機能型居宅介護，認知症対応型共同生活介護，地域密着型特定施設入居

者生活介護，地域密着型介護老人福祉施設入所者生活介護及び複合型サービスをいい，「特定地域密着型サービス」とは，定期巡回・随時対応型訪問介護看護，夜間対応型訪問介護，地域密着型通所介護，認知症対応型通所介護，小規模多機能型居宅介護及び複合型サービスをいい，「地域密着型サービス事業」とは，地域密着型サービスを行う事業をいう．

15　この法律において「定期巡回・随時対応型訪問介護看護」とは，次の各号のいずれかに該当するものをいう．

一　居宅要介護者について，定期的な巡回訪問により，又は随時通報を受け，その者の居宅において，介護福祉士その他第二項の政令で定める者により行われる入浴，排せつ，食事等の介護その他の日常生活上の世話であって，厚生労働省令で定めるものを行うとともに，看護師その他厚生労働省令で定める者により行われる療養上の世話又は必要な診療の補助を行うこと．ただし，療養上の世話又は必要な診療の補助にあっては，主治の医師がその治療の必要の程度につき厚生労働省令で定める基準に適合していると認めた居宅要介護者についてのものに限る．

二　居宅要介護者について，定期的な巡回訪問により，又は随時通報を受け，訪問看護を行う事業所と連携しつつ，その者の居宅において介護福祉士その他第二項の政令で定める者により行われる入浴，排せつ，食事等の介護その他の日常生活上の世話であって，厚生労働省令で定めるものを行うこと．

16　この法律において「夜間対応型訪問介護」とは，居宅要介護者について，夜間において，定期的な巡回訪問により，又は随時通報を受け，その者の居宅において介護福祉士その他第二項の政令で定める者により行われる入浴，排せつ，食事等の介護その他の日常生活上の世話であって，厚生労働省令で定めるもの（定期巡回・随時対応型訪問介護看護に該当するものを除く．）をいう．

17　この法律において「地域密着型通所介護」とは，居宅要介護者について，老人福祉法第五条の二第三項の厚生労働省令で定める施設又は同法第二十条の二の二に規定する老人デイサービスセンターに通わせ，当該施設において入浴，排せつ，食事等の介護その他の日常生活上の世話であって厚生労働省令で定めるもの及び機能訓練を行うこと（利用定員が第七項の厚生労働省令で定める数未満であるものに限り，認知症対応型通所介護に該当するものを除く．）をいう．

18　この法律において「認知症対応型通所介護」とは，居宅要介護者であって，認知症であるものについて，老人福祉法第五条の二第三項の厚生労働省令で定める施設又は同法第二十条の二の二に規定する老人デイサービスセンターに通わせ，当該施設において入浴，排せつ，食事等の介護その他の日常生活上の世話であって厚生労働省令で定めるもの及び機能訓練を行うことをいう．

19　この法律において「小規模多機能型居宅介護」とは，居宅要介護者について，その者の心身の状況，その置かれている環境等に応じて，その者の選択に基づき，その者の居宅において，又は厚生労働省令で定めるサービスの拠点に通わせ，若しくは短期間宿泊させ，当該拠点において，入浴，排せつ，食事等の介護その他の日常生活上の世話であって厚生労働省令で定めるもの及び機能訓練を行うことをいう．

20　この法律において「認知症対応型共同生活介護」とは，要介護者であって認知症であるもの（その者の認知症の原因となる疾患が急性の状態にある者を除く．）について，その共同生活を営むべき住居において，入浴，排せつ，食事等の介護その他の日常生活上の世話及び機能訓練を行うことをいう．

21　この法律において「地域密着型特定施設入居者生活介護」とは，有料老人ホームその他第十一項の厚生労働省令で定める施設であって，その入居者が要介護者，その配偶者その他厚生労働省令で定める者に限られるもの（以下「介護専用型特定施設」という．）のうち，その入居定員が二十九人以下であるもの（以下この項において「地域密着型特定施設」という．）に入居している要介護者について，当該地域密着型特定施設が提供するサービスの内容，これを担当する者その他厚生労働省令で定める事項を定めた計画に基づき行われる入浴，排せつ，食事等の介護その他の日常生活上の世話であって厚生労働省令で定めるもの，機能訓練及び療養上の世話をいう．

22　この法律において「地域密着型介護老人福祉施設」とは，老人福祉法第二十条の五に規定する特別養護老人ホーム（入所定員が二十九人以下であるものに限る．以下この項において同じ．）であって，当該特別養護老人ホームに入所する要介護者（厚生労働省令で定める要介護状態区分に該当する状態である者その他居宅において日常生活を営むことが困難な者として厚生労働省令で定めるものに限る．以下この項及び第二十七項において同じ．）に対し，地域密着型施設サービス計画（地域密着型介護老人福祉施設に入所している要介護者について，当該施設が提供するサービスの内容，これを担当する者その他厚生労働省令で定める事項を定めた計画をいう．以下この項において同じ．）に基づいて，入浴，排せつ，食事等の介護その他の日常生活上の世話，機能訓練，健康管理及び療養上の世話を行うことを目的とする施設をいい，「地域密着型介護老人福祉施設入所者生活介護」とは，地域密着型介護老人福祉施設に入所する要介護者に対し，地域密着型施設サービス計画に基づいて行われる入浴，排せつ，食事等の介護その他の日常生活上の世話，機能訓練，健康管理及び療養上の世話をいう．

23　この法律において「複合型サービス」とは，居宅要介護者について，訪問介護，訪問入浴介護，訪問看護，訪問リハビリテーション，居宅療養管理指導，通所介護，通所リハビリテーション，短期入所生活介護，短期入所療養介護，定期巡回・随時対応型訪問介護看護，夜間対応型訪問介護，地域密着型通所介護，認知症対応型通所介護又は小規模多機能型居宅介護を二種類以上組み合わせることにより提供されるサービスのうち，訪問看護及び小規模多機能型居宅介護の組合せその他の居宅要介護者について一体的に提供されることが特に効果的かつ効率的なサービスの組合せにより提供されるサービスとして厚生労働省令で定めるものをいう．

24　この法律において「居宅介護支援」とは，居宅要介護者が第四十一条第一項に規定する指定居宅サービス又は特例居宅介護サービス費に係る居宅サービス若しくはこれに相当するサービス，第四十二条の二第一項に規定する指定地域密着型サービス又は特例地域密着型介護サービス費に係る地域密着型サービス若しくはこれに相当するサービス及びその他の居宅において日常生活を営むために必要な保健医療サービス又は福祉サービス（以下この項において「指定居宅サービス等」という．）の適切な利用等をすることができるよう，当該居宅要介護者の依頼を受けて，その心身の状況，その置かれている環境，当該居宅要介護者及びその家族の希望等を勘案し，利用する指定居宅サービス等の種類及び内容，これを担当する者その他厚生労働省令で定める事項を定めた計画（以下この項，第百十五条の四十五第二項第三号及び別表において「居宅サービス計画」という.）を作成するとともに，当該居宅サービス計画に基づく指定居宅サービス等の提供が確保されるよう，第四十一条第一項に規定する指定居宅サービス事業者，第四十二条の二第一項に規定する指定地域密着型サービス事業者その他の者との連絡調整その他の便宜の提供を行い，並びに当該居宅要介護者が地域密着型介護老人福祉施設又は介護保険施設への入所を要する場合にあっては，地域密着型介護老人福祉施設又は介護保険施設への紹介その他の便宜の提供を行うことをいい，「居宅介護支援事業」とは，居宅介護支援を行う事業をいう.

25　この法律において「介護保険施設」とは，第四十八条第一項第一号に規定する指定介護老人福祉施設，介護老人保健施設及び介護医療院をいう.

26　この法律において「施設サービス」とは，介護福祉施設サービス，介護保健施設サービス及び介護医療院サービスをいい，「施設サービス計画」とは，介護老人福祉施設，介護老人保健施設又は介護医療院に入所している要介護者について，これらの施設が提供するサービスの内容，これを担当する者その他厚生労働省令で定める事項を定めた計画をいう.

27　この法律において「介護老人福祉施設」とは，老人福祉法第二十条の五に規定する特別養護老人ホーム（入所定員が三十人以上であるものに限る．以下この項において同じ.）であって，当該特別養護老人ホームに入所する要介護者に対し，施設サービス計画に基づいて，入浴，排せつ，食事等の介護その他の日常生活上の世話，機能訓練，健康管理及び療養上の世話を行うことを目的とする施設をいい，「介護福祉施設サービス」とは，介護老人福祉施設に入所する要介護者に対し，施設サービス計画に基づいて行われる入浴，排せつ，食事等の介護その他の日常生活上の世話，機能訓練，健康管理及び療養上の世話をいう.

28　この法律において「介護老人保健施設」とは，要介護者であって，主としてその心身の機能の維持回復を図り，居宅における生活を営むことができるようにするための支援が必要である者（その治療の必要の程度につき厚生労働省令で定めるものに限る．以下この項において単に「要介護者」という.）に対し，施設サービス計画に基づいて，看護，医学的管理の下における介護及び機能訓練その他必要な医療並びに日常生活上の世話を行うことを目的とする施設として，第九十四条第一項の都道府県知事の許可を受けたものをいい，「介護保健施設サービス」とは，介護老人保健施設に入所する要介護者に対し，施設サービス計画に基づいて行われる看護，医学的管理の下における介護及び機能訓練その他必要な医療並びに日常生活上の世話をいう.

29　この法律において「介護医療院」とは，要介護者であって，主として長期にわたり療養が必要である者（その治療の必要の程度につき厚生労働省令で定めるものに限る．以下この項において単に「要介護者」という.）に対し，施設サービス計画に基づいて，療養上の管理，看護，医学的管理の下における介護及び機能訓練その他必要な医療並びに日常生活上の世話を行うことを目的とする施設として，第百七条第一項の都道府県知事の許可を受けたものをいい，「介護医療院サービス」とは，介護医療院に入所する要介護者に対し，施設サービス計画に基づいて行われる療養上の管理，看護，医学的管理の下における介護及び機能訓練その他必要な医療並びに日常生活上の世話をいう.

第八条の二　この法律において「介護予防サービス」とは，介護予防訪問入浴介護，介護予防訪問看護，介護予防訪問リハビリテーション，介護予防居宅療養管理指導，介護予防通所リハビリテーション，介護予防短期入所生活介護，介護予防短期入所療養介護，介護予防特定施設入居者生活介護，介護予防福祉用具貸与及び特定介護予防福祉用具販売をいい，「介護予防サービス事業」とは，介護予防サービスを行う事業をいう.

2　この法律において「介護予防訪問入浴介護」とは，要支援者であって，居宅において支援を受けるもの（以下「居宅要支援者」という.）について，その介護予防（身体上又は精神上の障害があるために入浴，排せつ，食事等の日常生活における基本的な動作の全部若しくは一部について常時介護を要し，又は日常生活を営むのに支障がある状態の軽減又は悪化の防止をいう．以下同じ.）を目的として，厚生労働省令で定める場合に，その者の居宅を訪問し，厚生労働省令で定める期間にわたり浴槽を提供して行われる入浴の介護をいう.

3　この法律において「介護予防訪問看護」とは，居宅要支援者（主治の医師がその治療の必要の程度につき厚生労働省令で定める基準に適合していると認めたものに限る.）について，その者の居宅において，その介護予防を目的として，看護師その他厚生労働省令で定める者により，厚生労働省令で定める期間にわたり行われる療養上の世話又は必要な診療の補助をいう.

4　この法律において「介護予防訪問リハビリテーション」とは，居宅要支援者（主治の医師がその治療の必要の程度につき厚生労働省令で定める基準に適合していると認めたものに限る.）について，その者の居宅において，その介護予防を目的として，厚生労働省令で定める期間にわたり行われる理学療法，作業療法その他必要なリハビリテーションをいう.

5　この法律において「介護予防居宅療養管理指導」とは，居宅要支援者について，その介護予防を目的として，病院等の医師，歯科医師，薬剤師その他厚生労働省令で定める者により行われる療養上の管理及び指導であって，厚生労働省令で定めるものをいう.

6　この法律において「介護予防通所リハビリテーション」とは，居宅要支援者（主治の医師がその治療の必要の程度につき厚生労働省令で定める基準に適合していると認めたものに限る.）について，介護老人保健施設，介護医療院，病院，診療所その他の厚生労働省令で定める施設に通わせ，当該施設において，その介護予防を目的として，厚生労働省令で定める期間にわたり行われる理学療法，作業療法その他必要なリハビリテーションをいう.

7　この法律において「介護予防短期入所生活介護」とは，居宅要支援者について，老人福祉法第五条の二第四項の厚生労働省令で定める施設又は同法第二十条の三に規定する老人短期入所施設に短期間入所させ，その介護予防を目的として，厚生労働省令で定める期間にわたり，当該施設において入浴，排せつ，食事等の介護その他の日常生活上の支援及び機能訓練を行うことをいう.

8　この法律において「介護予防短期入所療養介護」とは，居宅要支援者（その治療の必要の程度につき厚生労働省令で定めるものに限る.）について，介護老人保健施設，介護医療院その他の厚生労働省令で定める施設に短期間入所させ，その介護予防を目的として，厚生労働省令で定める期間にわたり，当該施設において看護，医学的管理の下における介護及び機能訓練その他必要な医療並びに日常生活上の支援を行うことをいう.

9　この法律において「介護予防特定施設入居者生活介護」と

は，特定施設（介護専用型特定施設を除く.）に入居している要支援者について，その介護予防を目的として，当該特定施設が提供するサービスの内容，これを担当する者その他厚生労働省令で定める事項を定めた計画に基づき行われる入浴，排せつ，食事等の介護その他の日常生活上の支援であって厚生労働省令で定めるもの，機能訓練及び療養上の世話をいう.

10　この法律において「介護予防福祉用具貸与」とは，居宅要支援者について福祉用具のうちその介護予防に資するものとして厚生労働大臣が定めるものの政令で定めるところにより行われる貸与をいう.

11　この法律において「特定介護予防福祉用具販売」とは，居宅要支援者について福祉用具のうちその介護予防に資するものであって入浴又は排せつの用に供するものその他の厚生労働大臣が定めるもの（以下「特定介護予防福祉用具」という.）の政令で定めるところにより行われる販売をいう.

12　この法律において「地域密着型介護予防サービス」とは，介護予防認知症対応型通所介護，介護予防小規模多機能型居宅介護及び介護予防認知症対応型共同生活介護をいい，「特定地域密着型介護予防サービス」とは，介護予防認知症対応型通所介護及び介護予防小規模多機能型居宅介護をいい，「地域密着型介護予防サービス事業」とは，地域密着型介護予防サービスを行う事業をいう.

13　この法律において「介護予防認知症対応型通所介護」とは，居宅要支援者であって，認知症であるものについて，その介護予防を目的として，老人福祉法第五条の二第三項の厚生労働省令で定める施設又は同法第二十条の二の二に規定する老人デイサービスセンターに通わせ，当該施設において，厚生労働省令で定める期間にわたり，入浴，排せつ，食事等の介護その他の日常生活上の支援であって厚生労働省令で定めるもの及び機能訓練を行うことをいう.

14　この法律において「介護予防小規模多機能型居宅介護」とは，居宅要支援者について，その者の心身の状況，その置かれている環境等に応じて，その者の選択に基づき，その者の居宅において，又は厚生労働省令で定めるサービスの拠点に通わせ，若しくは短期間宿泊させ，当該拠点において，その介護予防を目的として，入浴，排せつ，食事等の介護その他の日常生活上の支援であって厚生労働省令で定めるもの及び機能訓練を行うことをいう.

15　この法律において「介護予防認知症対応型共同生活介護」とは，要支援者（厚生労働省令で定める要支援状態区分に該当する状態である者に限る.）であって認知症であるもの（その者の認知症の原因となる疾患が急性の状態にある者を除く.）について，その共同生活を営むべき住居において，その介護予防を目的として，入浴，排せつ，食事等の介護その他の日常生活上の支援及び機能訓練を行うことをいう.

16　この法律において「介護予防支援」とは，居宅要支援者が第五十三条第一項に規定する指定介護予防サービス又は特例介護予防サービス費に係る介護予防サービス若しくはこれに相当するサービス，第五十四条の二第一項に規定する指定地域密着型介護予防サービス又は特例地域密着型介護予防サービス費に係る地域密着型介護予防サービス若しくはこれに相当するサービス，特定介護予防・日常生活支援総合事業（市町村，第百十五条の四十五の三第一項に規定する指定事業者又は第百十五条の四十七第六項の受託者が行うものに限る．以下この項及び第三十二条第四項第二号において同じ.）及びその他の介護予防に資する保健医療サービス又は福祉サービス（以下この項において「指定介護予防サービス等」という.）の適切な利用等をすることができるよう，第百十五条の四十六第一項に規定する地域包括支援センターの職員のうち厚生労働省令で定める者が，当該居宅要支援者の依頼を受けて，その心身の状況，その置かれている環境，当該居宅要支援者及びその家族の希望等を勘案し，利用する指定介護予防サービス等の種類及び内容，これを担当する者その他厚生労働省令で定める事項を定めた計画（以下この項及び別表において「介護予防サービス計画」という.）を作成するとともに，当該介護予防サービス計画に基づく指定介護予防サービス等の提供が確保されるよう，第五十三条第一項に規定する指定介護予防サービス事業者，第五十四条の二第一項に規定する指定地域密着型介護予防サービス事業者，特定介護予防・日常生活支援総合事業を行う者その他の者との連絡調整その他の便宜の提供を行うことをいい，「介護予防支援事業」とは，介護予防支援を行う事業をいう.

第二章　被保険者

（被保険者）

第九条　次の各号のいずれかに該当する者は，市町村又は特別区（以下単に「市町村」という.）が行う介護保険の被保険者とする.

一　市町村の区域内に住所を有する六十五歳以上の者（以下「第一号被保険者」という.）

二　市町村の区域内に住所を有する四十歳以上六十五歳未満の医療保険加入者（以下「第二号被保険者」という.）

（資格取得の時期）

第十条　前条の規定による当該市町村が行う介護保険の被保険者は，次の各号のいずれかに該当するに至った日から，その資格を取得する.

一　当該市町村の区域内に住所を有する医療保険加入者が四十歳に達したとき.

二　四十歳以上六十五歳未満の医療保険加入者又は六十五歳以上の者が当該市町村の区域内に住所を有するに至ったとき.

三　当該市町村の区域内に住所を有する四十歳以上六十五歳未満の者が医療保険加入者となったとき.

四　当該市町村の区域内に住所を有する者（医療保険加入者を除く.）が六十五歳に達したとき.

（資格喪失の時期）

第十一条　第九条の規定による当該市町村が行う介護保険の被保険者は，当該市町村の区域内に住所を有しなくなった日の翌日から，その資格を喪失する．ただし，当該市町村の区域内に住所を有しなくなった日に他の市町村の区域内に住所を有するに至ったときは，その日から，その資格を喪失する.

2　第二号被保険者は，医療保険加入者でなくなった日から，その資格を喪失する.

第三章　介護認定審査会

（介護認定審査会）

第十四条　第三十八条第二項に規定する審査判定業務を行わせるため，市町村に介護認定審査会（以下「認定審査会」という.）を置く.

（委員）

第十五条　認定審査会の委員の定数は，政令で定める基準に従い条例で定める数とする．

2　委員は，要介護者等の保健，医療又は福祉に関する学識経験を有する者のうちから，市町村長（特別区にあっては，区長．以下同じ．）が任命する．

第四章　保険給付

（保険給付の種類）

第十八条　この法律による保険給付は，次に掲げる保険給付とする．

一　被保険者の要介護状態に関する保険給付（以下「介護給付」という．）

二　被保険者の要支援状態に関する保険給付（以下「予防給付」という．）

三　前二号に掲げるもののほか，要介護状態等の軽減又は悪化の防止に資する保険給付として条例で定めるもの（第五節において「市町村特別給付」という．）

（市町村の認定）

第十九条　介護給付を受けようとする被保険者は，要介護者に該当すること及びその該当する要介護状態区分について，市町村の認定（以下「要介護認定」という．）を受けなければならない．

2　予防給付を受けようとする被保険者は，要支援者に該当すること及びその該当する要支援状態区分について，市町村の認定（以下「要支援認定」という．）を受けなければならない．

（要介護認定）

第二十七条　要介護認定を受けようとする被保険者は，厚生労働省令で定めるところにより，申請書に被保険者証を添付して市町村に申請をしなければならない．この場合において，当該被保険者は，厚生労働省令で定めるところにより，第四十六条第一項に規定する指定居宅介護支援事業者，地域密着型介護老人福祉施設若しくは介護保険施設であって厚生労働省令で定めるもの又は第百十五条の四十六第一項に規定する地域包括支援センターに，当該申請に関する手続を代わって行わせることができる．

2　市町村は，前項の申請があったときは，当該職員をして，当該申請に係る被保険者に面接させ，その心身の状況，その置かれている環境その他厚生労働省令で定める事項について調査をさせるものとする．この場合において，市町村は，当該被保険者が遠隔の地に居所を有するときは，当該調査を他の市町村に嘱託することができる．

3　市町村は，第一項の申請があったときは，当該申請に係る被保険者の主治の医師に対し，当該被保険者の身体上又は精神上の障害の原因である疾病又は負傷の状況等につき意見を求めるものとする．ただし，当該被保険者に係る主治の医師がないときその他当該意見を求めることが困難なときは，市町村は，当該被保険者に対して，その指定する医師又は当該職員で医師であるものの診断を受けるべきことを命ずることができる．

4　市町村は，第二項の調査（第二十四条の二第一項第二号の規定により委託された場合にあっては，当該委託に係る調査を含む．）の結果，前項の主治の医師の意見又は指定する医師若しくは当該職員で医師であるものの診断の結果その他厚生労働省令で定める事項を認定審査会に通知し，第一項の申請に係る被保険者について，次の各号に掲げる被保険者の区分に応じ，当該各号に定める事項に関し審査及び判定を求めるものとする．

一　第一号被保険者　要介護状態に該当すること及びその該当する要介護状態区分

二　第二号被保険者　要介護状態に該当すること，その該当する要介護状態区分及びその要介護状態の原因である身体上又は精神上の障害が特定疾病によって生じたものであること．

5　認定審査会は，前項の規定により審査及び判定を求められたときは，厚生労働大臣が定める基準に従い，当該審査及び判定に係る被保険者について，同項各号に規定する事項に関し審査及び判定を行い，その結果を市町村に通知するものとする．この場合において，認定審査会は，必要があると認めるときは，次に掲げる事項について，市町村に意見を述べることができる．

一　当該被保険者の要介護状態の軽減又は悪化の防止のために必要な療養に関する事項

二　第四十一条第一項に規定する指定居宅サービス，第四十二条の二第一項に規定する指定地域密着型サービス又は第四十八条第一項に規定する指定施設サービス等の適切かつ有効な利用等に関し当該被保険者が留意すべき事項

6　認定審査会は，前項前段の審査及び判定をするに当たって必要があると認めるときは，当該審査及び判定に係る被保険者，その家族，第三項の主治の医師その他の関係者の意見を聴くことができる．

7　市町村は，第五項前段の規定により通知された認定審査会の審査及び判定の結果に基づき，要介護認定をしたときは，その結果を当該要介護認定に係る被保険者に通知しなければならない．この場合において，市町村は，次に掲げる事項を当該被保険者の被保険者証に記載し，これを返付するものとする．

一　該当する要介護状態区分

二　第五項第二号に掲げる事項に係る認定審査会の意見

8　要介護認定は，その申請のあった日にさかのぼってその効力を生ずる．

9　市町村は，第五項前段の規定により通知された認定審査会の審査及び判定の結果に基づき，要介護者に該当しないと認めたときは，理由を付して，その旨を第一項の申請に係る被保険者に通知するとともに，当該被保険者の被保険者証を返付するものとする．

10　市町村は，第一項の申請に係る被保険者が，正当な理由なしに，第二項の規定による調査（第二十四条の二第一項第二号の規定により委託された場合にあっては，当該委託に係る調査を含む．）に応じないとき，又は第三項ただし書の規定による診断命令に従わないときは，第一項の申請を却下することができる．

11　第一項の申請に対する処分は，当該申請のあった日から三十日以内にしなければならない．ただし，当該申請に係る被保険者の心身の状況の調査に日時を要する等特別な理由がある場合には，当該申請のあった日から三十日以内に，当該被保険者に対し，当該申請に対する処分をするためになお要する期間（次項において「処理見込期間」という．）及びその理由を通知し，これを延期することができる．

12　第一項の申請をした日から三十日以内に当該申請に対する処分がされないとき，若しくは前項ただし書の通知がないとき，又は処理見込期間が経過した日までに当該申請に対する

処分がされないときは，当該申請に係る被保険者は，市町村が当該申請を却下したものとみなすことができる．

（介護給付の種類）

第四十条　介護給付は，次に掲げる保険給付とする．

一　居宅介護サービス費の支給
二　特例居宅介護サービス費の支給
三　地域密着型介護サービス費の支給
四　特例地域密着型介護サービス費の支給
五　居宅介護福祉用具購入費の支給
六　居宅介護住宅改修費の支給
七　居宅介護サービス計画費の支給
八　特例居宅介護サービス計画費の支給
九　施設介護サービス費の支給
十　特例施設介護サービス費の支給
十一　高額介護サービス費の支給
十一の二　高額医療合算介護サービス費の支給
十二　特定入所者介護サービス費の支給
十三　特例特定入所者介護サービス費の支給

（居宅介護サービス費の支給）

第四十一条　市町村は，要介護認定を受けた被保険者（以下「要介護被保険者」という．）のうち居宅において介護を受けるもの（以下「居宅要介護被保険者」という．）が，都道府県知事が指定する者（以下「指定居宅サービス事業者」という．）から当該指定に係る居宅サービス事業を行う事業所により行われる居宅サービス（以下「指定居宅サービス」という．）を受けたときは，当該居宅要介護被保険者に対し，当該指定居宅サービスに要した費用（特定福祉用具の購入に要した費用を除き，通所介護，通所リハビリテーション，短期入所生活介護，短期入所療養介護及び特定施設入居者生活介護に要した費用については，食事の提供に要する費用，滞在に要する費用その他の日常生活に要する費用として厚生労働省令で定める費用を除く．以下この条において同じ．）について，居宅介護サービス費を支給する．ただし，当該居宅要介護被保険者が，第三十七条第一項の規定による指定を受けている場合において，当該指定に係る種類以外の居宅サービスを受けたときは，この限りでない．

（略）

（予防給付の種類）

第五十二条　予防給付は，次に掲げる保険給付とする．

一　介護予防サービス費の支給
二　特例介護予防サービス費の支給
三　地域密着型介護予防サービス費の支給
四　特例地域密着型介護予防サービス費の支給
五　介護予防福祉用具購入費の支給
六　介護予防住宅改修費の支給
七　介護予防サービス計画費の支給
八　特例介護予防サービス計画費の支給
九　高額介護予防サービス費の支給
九の二　高額医療合算介護予防サービス費の支給
十　特定入所者介護予防サービス費の支給
十一　特例特定入所者介護予防サービス費の支給

第八章　費用等

（国の負担）

第百二十一条　国は，政令で定めるところにより，市町村に対し，介護給付及び予防給付に要する費用の額について，次の各号に掲げる費用の区分に応じ，当該各号に定める割合に相当する額を負担する．

一　介護給付（次号に掲げるものを除く．）及び予防給付（同号に掲げるものを除く．）に要する費用　百分の二十
二　介護給付（介護保険施設及び特定施設入居者生活介護に係るものに限る．）及び予防給付（介護予防特定施設入居者生活介護に係るものに限る．）に要する費用　百分の十五

2　第四十三条第三項，第四十四条第六項，第四十五条第六項，第五十五条第三項，第五十六条第六項又は第五十七条第六項の規定に基づき条例を定めている市町村に対する前項の規定の適用については，同項に規定する介護給付及び予防給付に要する費用の額は，当該条例による措置が講ぜられないものとして，政令で定めるところにより算定した当該介護給付及び予防給付に要する費用の額に相当する額とする．

（都道府県の負担等）

第百二十三条　都道府県は，政令で定めるところにより，市町村に対し，介護給付及び予防給付に要する費用の額について，次の各号に掲げる費用の区分に応じ，当該各号に定める割合に相当する額を負担する．

一　介護給付（次号に掲げるものを除く．）及び予防給付（同号に掲げるものを除く．）に要する費用　百分の十二・五
二　介護給付（介護保険施設及び特定施設入居者生活介護に係るものに限る．）及び予防給付（介護予防特定施設入居者生活介護に係るものに限る．）に要する費用　百分の十七・五

2　第百二十一条第二項の規定は，前項に規定する介護給付及び予防給付に要する費用の額について準用する．

3　都道府県は，政令で定めるところにより，市町村に対し，介護予防・日常生活支援総合事業に要する費用の額の百分の十二・五に相当する額を交付する．

4　都道府県は，政令で定めるところにより，市町村に対し，特定地域支援事業支援額の百分の二十五に相当する額を交付する．

（市町村の一般会計における負担）

第百二十四条　市町村は，政令で定めるところにより，その一般会計において，介護給付及び予防給付に要する費用の額の百分の十二・五に相当する額を負担する．

2　第百二十一条第二項の規定は，前項に規定する介護給付及び予防給付に要する費用の額について準用する．

3　市町村は，政令で定めるところにより，その一般会計において，介護予防・日常生活支援総合事業に要する費用の額の百分の十二・五に相当する額を負担する．

4　市町村は，政令で定めるところにより，その一般会計において，特定地域支援事業支援額の百分の二十五に相当する額を負担する．

文献

1 病院における歯科衛生士の役割

1）厚生労働統計協会．国民衛生の動向2022/2023．
2）厚生労働省．令和２年衛生行政報告例（就業医療関係者）の概況．
3）厚生労働省．令和２年医師・歯科医師・薬剤師調査．
4）厚生労働省．令和２（2020）年医療施設（静態・動態）調査（確定数）・病院報告の概況．

2 看護の概念

1）田中幸子編著．NURSING TEXTBOOK SERIES 看護学概論，第５版．看護追求へのアプローチ．医歯薬出版，2022．
2）高橋照子編．看護学原論　看護の基本的理解と創造性を育むために，改訂第３版．南江堂，2020．
3）日本看護協会編．看護に活かす基準・指針・ガイドライン集2021．日本看護協会出版会，2021．
4）志自岐康子ほか編著．看護学概論，第７版．メディカ出版，2022．

3 歯科衛生士が知っておくべき看護技術

1）日本救急医学会．熱中症　診療ガイドライン2015．
2）大森武子ほか．仲間と磨く看護のコミュニケーション・センス．医歯薬出版，2010．
3）日本老年歯科医学会．高齢期における口腔機能の低下 学会見解論文　2016年度版．
4）日本歯科医学会．口腔機能低下症に関する基本的な考え方（令和２年３月）．
5）阿曽洋子ほか．基礎看護技術，第７版．医学書院，2011．
6）阿曽洋子ほか．基礎看護技術，第８版．医学書院，2020．
7）田中裕二編．Nursing Mook　根拠に基づくバイタルサイン．学研，2006．
8）坂本すがほか監修．ビジュアル臨床看護技術ガイド，写真でみる看護手順．照林社，2007．
9）藤崎 郁ほか編．系統看護学講座　専門分野Ⅰ　基礎看護技術Ⅱ　基礎看護学〔3〕．医学書院，2009．
10）任 和子ほか．系統看護学講座　専門分野Ⅰ　基礎看護技術Ⅱ　基礎看護学〔3〕．医学書院，2021．
11）茂野香おるほか．系統看護学講座　専門分野Ⅰ　基礎看護技術Ⅰ　基礎看護学〔2〕．医学書院，2021．
12）後藤昌義ほか．新しい臨床栄養学，改訂第５版．南江堂，2010．
13）唐沢千登勢監修．認知症のアセスメントと看護．ナーシングトゥデイ．2010；25（7）．
14）灰田宗孝．メディカルサイエンスシリーズ４「認知症」とはどんな病気？「認知症」の正しい理解のために．東海大学出版会，2005．
15）全国歯科衛生士教育協議会監修．最新歯科衛生士教本　疾病の成り立ち及び回復過程の促進３　薬理学，第２版．医歯薬出版，2018．

4 歯科衛生士に必要な看護実務

1）山根源之ほか．最新歯科衛生士教本　顎・口腔粘膜疾患－口腔外科・歯科麻酔．医歯薬出版，2011.
2）落海真喜枝ほか．歯科口腔領域のクリニカルパス．医歯薬出版，2004.
3）清水佐智子．見てわかる看護記録．日総研出版，2012.
4）吉田和市ほか．徹底ガイド口腔ケアQ&A－すべての医療従事者・介護者のために－．総合医学社，2009.
5）大久保憲監修．消毒薬テキスト　エビデンスに基づいた感染対策の立場から，第４版．協和企画，2012.
6）山形 梢ほか．図解でわかる！みんなの感染対策キホンノート．メディカ出版，2015.
7）American Heart Association．BLSプロバイダーマニュアル　AHAガイドライン準拠．シナジー，2021.
8）新見秀美．意識障害や摂食嚥下障害がある患者への口腔ケア．看護技術．2021；67（13）.
9）野間弘康ほか．イラストでみる口腔外科手術　第２巻．クインテッセンス出版，2016.
10）日本看護協会．看護記録に関する指針．港北出版印刷，2018.

5 地域医療活動における歯科衛生士の役割

1）井口昭久．健康長寿ネット　老いをみるまなざし　第44回　老衰死について．https://www.tyojyu.or.jp/net/essay/oiomirumanazashi/rosuishinitsuite.html　2022年９月20日アクセス.
2）前田佳予子ほか．地域包括ケアシステム構築に向けて歯科は何ができるのか―管理栄養士が歯科に期待すること―．老年歯学．2019；34：59-64.
3）岩佐康行．地域ケアシステムに歯科が参加するために―過去の会員発表を整理して―．老年歯学．2021；36：8-12.
4）日本歯科衛生士会監修．歯科衛生士のための口腔機能管理マニュアル　高齢者編．医歯薬出版，2016.
5）日本歯科衛生士会監修．歯科衛生士のための 食べるを守るシームレスケア　急性期・回復期・施設・在宅における口腔健康管理．医歯薬出版，2018.
6）日本歯科医師会．2040年を見据えた歯科ビジョン―令和における歯科医療の姿―．2020. https://www.jda.or.jp/dentist/vision/pdf/vision-all.pdf　2022年10月５日アクセス.
7）厚生労働統計協会．国民衛生の動向2022/2023.
8）総務省統計局．人口推計（2021年（令和３年）10月１日現在）.
9）総務省統計局．統計トピックスNo.131　我が国のこどもの数．令和４年5月5日.
10）厚生労働省．令和３年（2021）人口動態統計（確定数）の概況.
11）厚生労働省．令和元（2019）年度 国民医療費の概況.

索　引

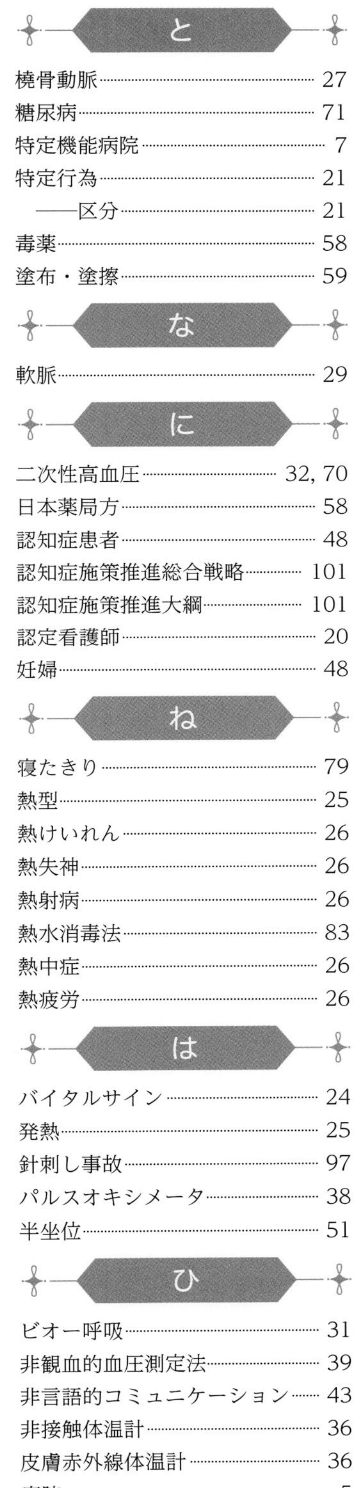

と

な

に

ね

は

ひ

ふ

へ

ほ

ま

み

む

め

も

ゆ

よ

ら

り

れ，ろ

欧文

【著者略歴】

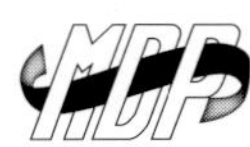

柴　原　孝　彦（しばはら たかひこ）

1979 年　東京歯科大学卒業
1984 年　同大学大学院歯学研究科修了
　　　　歯学博士
1984 年　同大学口腔外科学第一講座助手
1989 年　同大学口腔外科学第一講座講師
1993 年　ドイツ・ハノーバー医科大学客員研究員
2000 年　東京歯科大学口腔外科学第一講座助教授
2004 年　同大学口腔外科学第一講座主任教授
2005 年　同大学口腔外科学講座（現 口腔顎顔面外科学講座）主任教授
2020 年　東京歯科大学名誉教授，同大学口腔顎顔面外科学客員教授，亀田総合病院顧問

福　井　和　枝（ふくい かずえ）

2006 年　大阪歯科大学附属病院看護師長

長谷川　淳　子（はせがわ じゅんこ）

2002年　奥羽大学歯学部附属病院看護課長

古　川　真　代（ふるかわ まさよ）

2016年　東京歯科大学市川総合病院看護師長
2019年　東京歯科大学水道橋病院看護師長

小　西　悦　子（こにし えつこ）

2010年　昭和大学病院看護師長
2020年　昭和大学歯科病院看護師長

歯科衛生士のための看護学大意 第 4 版　ISBN 978-4-263-42301-1

1986 年 9 月 20 日　第 1 版第 1 刷発行
1998 年 1 月 10 日　第 1 版第 13 刷発行
1999 年 2 月 20 日　第 2 版第 1 刷発行
2011 年 1 月 20 日　第 2 版第 14 刷発行
2012 年 3 月 25 日　第 3 版第 1 刷発行
2022 年 2 月 10 日　第 3 版第 12 刷発行
2023 年 1 月 20 日　第 4 版第 1 刷発行
2024 年 1 月 20 日　第 4 版第 2 刷発行

編　集　全国私立歯科大学・歯学部附属病院看護部長会
著　者　柴　原　孝　彦
　　　　福　井　和　枝
　　　　長谷川　淳　子
　　　　古　川　真　代
　　　　小　西　悦　子
発行者　白　石　泰　夫

発行所　**医歯薬出版株式会社**

〒113-8612　東京都文京区本駒込 1-7-10
TEL.（03）5395－7638（編集）・7630（販売）
FAX.（03）5395－7639（編集）・7633（販売）
https://www.ishiyaku.co.jp/
郵便振替番号 00190-5-13816

乱丁，落丁の際はお取り替えいたします　　印刷・永和印刷／製本・愛千製本所